基层卫生骨干培训教材

U0376603

常见皮肤病简明图册

主　　审　王　刚

主　　编　刘　玲

编　　者　（按编写内容顺序排序）

　　　　　张宇伟　李　冰　郭伟楠

　　　　　宋　璞　刘明明　刘荣荣

编写秘书　刘明明

第四军医大学出版社·西安

图书在版编目（CIP）数据

常见皮肤病简明图册/刘玲主编. —— 西安：第四
军医大学出版社，2024.3
ISBN 978 - 7 - 5662 - 0993 - 1

Ⅰ.①常… Ⅱ.①刘… Ⅲ.①皮肤病—图谱 Ⅳ.
① R751-64

中国国家版本馆 CIP 数据核字（2024）第 055073 号

CHANGJIAN PIFUBING JIANMING TUCE
常见皮肤病简明图册

出版人：朱德强　　　责任编辑：张志成

出版发行：第四军医大学出版社
　　　　　地址：西安市长乐西路 169 号　邮编：710032
　　　　　电话：029 - 84776765　　　传真：029 - 84776764
　　　　　网址：https://www.fmmu.edu.cn/press/

制版：西安聚创图文设计有限责任公司
印刷：陕西天意印务有限责任公司
版次：2024 年 3 月第 1 版　　 2024 年 3 月第 1 次印刷
开本：787×1092　1/16　　印张：5.5　　字数：75 千字
书号：ISBN 978 - 7 - 5662 - 0993 - 1
定价：49.00 元

　　皮肤病种类众多，至少有 2 000 种，是人群患病率最高的一类疾病，也是部队官兵最常见的疾病之一。不少皮肤病还是身体重要器官病变的外在指征，早期诊断皮肤病有助于对这些疾病的系统诊疗，是基层全科医疗活动中不可或缺的重要技术支撑。空军军医大学第一附属医院（西京医院）皮肤科长年承担军队人员门诊、基层巡诊及远程会诊工作，深切感受到皮肤病虽在基层常见、多发，但基层军医缺少皮肤科专科培训的现状，使皮肤病的诊断与治疗存在困难。

　　为了推进基层皮肤病诊疗体系建设，提升基层军医皮肤病诊疗水平，西京医院皮肤科刘玲副教授等长期工作在一线的医生，从基层实际需求出发编撰本书。基于简洁、实用原则，他们对临床及基层常见病种进行统计分析后，精选感染性皮肤病、物理性皮肤病、变态反应性皮肤病、虫媒性皮肤病等 10 大类 40 余种皮肤病进行介绍。本书的特点是文字简练、重点突出、以图片为主，方便基层军医按图索骥，即使无皮肤专科基础的全科医生也可快速掌握皮肤病的主要特征。

　　希望本书能够成为基层军医的帮手，帮助他们对常见皮肤病进行早期、正确诊断和及时、合理处置，降低皮肤病对部队官兵健康的危害，提高基层综合医疗保障水平。

王　刚

2024 年 1 月

目 录
CONTENTS

第一章

浅部真菌病

本章介绍常见真菌感染性皮肤病，包括体股癣、手足癣、甲真菌病、花斑糠疹、马拉色菌毛囊炎。真菌性皮肤病诊断需依靠典型临床表现、真菌镜检和（或）培养。wood灯、皮肤镜等无创性辅助检查手段也广泛应用于临床。

第一节 体癣和股癣

体癣是指发生于除头皮、毛发、掌跖、甲以外的浅表部位的皮肤癣菌感染；股癣特指发生于腹股沟、会阴、肛周和臀部浅表皮肤上的皮肤癣菌感染，属于发生在特殊部位的体癣。肥胖、多汗、糖尿病、慢性消耗性疾病、长期应用糖皮质激素或免疫抑制剂者为易感人群，夏秋季节多发。皮损初起为红色丘疹、丘疱疹或小水疱，由中心逐渐向外扩展，中央趋于消退，形成边界清楚的环状或多环状的斑片或斑块，边缘可隆起，部分病例边缘可见丘疹、丘疱疹和水疱，伴有鳞屑，中央可有色素沉着，瘙痒程度不一，可因长期搔抓刺激引起局部湿疹样或苔藓样改变。股癣基本皮损与体癣相同，为边界清楚、炎症明显的红斑，瘙痒显著，部分患者可出现湿疹样变，好发于腹股沟、臀部。体股癣的皮肤镜表现相似：红色背景，部分有点状毛细血管扩张，常有白色至半透明的小片状薄层鳞屑，边缘有环形卷曲状鳞屑，鳞屑一端游离，另一端附着于表皮，可伴有褐色色素沉着。

治疗原则是清除病原菌，快速缓解症状，防止复发，以外用药物治疗为主，皮损泛发或者外用药物治疗效果不佳者可考虑系统药物治疗。外用药选择各种唑类、丙烯胺类等抗真菌药，唑类的代表药物有联苯苄唑、酮康唑、舍他康唑等，内烯胺类的代表药物有特比萘芬等。一般每日 1~2 次，坚持用药 2 周以上或皮损消退后继续用药 1~2 周，以免复发。股癣患者应尽量选用刺激性小、温和的外用药物，避免刺激。对于炎症较重的体股癣患者，可选用含有抗真菌药和糖皮质激素的复方制剂，但不能长期使用，一般 1~2 周后改用单方的抗真菌药物。对于局部治疗效果欠佳、皮损广泛或反复发作者，可口服伊曲康唑或特比萘芬。

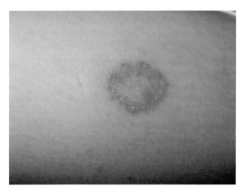

图 1.1 **体癣** 女性，12 岁，右前臂环形红斑，中央皮肤正常，边缘轻度隆起，有薄层鳞屑

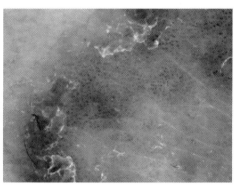

图 1.2 **体癣皮肤镜** 红色背景，灶性分布点球状血管结构，边缘有白色鳞屑、淡黄色浆液性痂

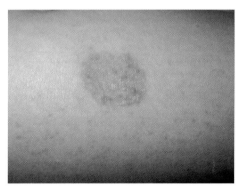

图 1.3 **体癣** 女性，24 岁，右上臂淡红褐色斑片，表面轻度粗糙

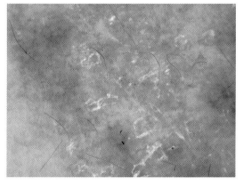

图 1.4 **体癣皮肤镜** 红色背景，褐色色素沉着，灶性分布点球状血管结构，有薄层鳞屑

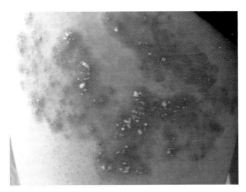

图 1.5　**体癣**　右股部红色斑片，散在小脓疱

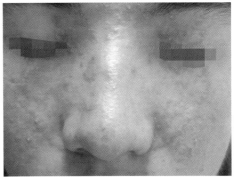

图 1.6　**面癣**　面部多发红色丘疹、斑疹，面中部呈环形

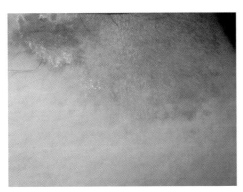

图 1.7　**股癣**　右腹股沟红色、褐色斑片，边缘有少许鳞屑

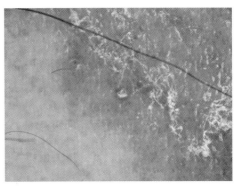

图 1.8　**股癣皮肤镜**　淡红色背景，褐色色素沉着，灶性分布点球状血管结构，薄层鳞屑

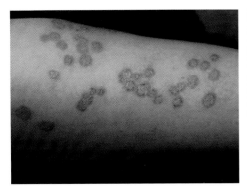

图 1.9　**体癣**　右前臂多发圆形红斑，部分融合，边缘隆起，上覆鳞屑，局部糜烂，有少许浆液痂

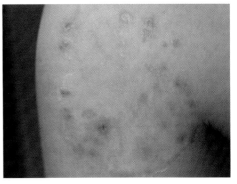

图 1.10　**体癣**　右上臂内侧散在淡红色丘疹、斑片，上覆薄层鳞屑，呈环状分布

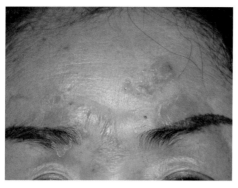

图 1.11 **面癣** 额部多个红斑，表面鳞屑，部分中央轻度凹陷

第二节 手癣和足癣

手癣和足癣是指由皮肤癣菌引起的手足部浅表皮肤真菌感染，主要累及指（趾）间、手掌、足跖及侧缘，严重时可波及手、足背及腕、踝部。主要由红色毛癣菌、须癣毛癣菌、石膏样小孢子菌和絮状表皮癣菌等感染引起。手足癣可分为三种类型：

①水疱型：皮损初起为深在性小水疱，疱液清，壁厚，不易破溃，可融合成多房性大疱，干燥吸收后出现脱屑，常伴有瘙痒。

②鳞屑角化型：表现为皮肤粗糙、增厚、脱屑、干燥，冬季易发生皲裂甚至出血，可伴有疼痛，一般无明显瘙痒。

③浸渍糜烂型：多见于手足多汗、经常浸水、长期穿胶鞋的人，夏季多发。表现为指（趾）间浸渍发白、糜烂，基底部见红色糜烂，伴有渗液、皲裂，有明显瘙痒，继发细菌感染时有臭味。皮肤镜检查常见沿皮沟分布的网格状白色鳞屑，鳞屑较厚，附着较为紧密。累及趾缝的足癣（浸渍糜烂型足癣）皮肤镜表现为边界不清的淡白色均质背景伴白色鳞屑。

治疗原则与体股癣相同，一般需要连续1月以上。水疱型宜选择刺激性小的霜剂或水剂；鳞屑角化型选择霜剂、软膏剂；浸渍糜烂型先选用水剂湿敷、粉剂，皮肤干燥后再外用霜剂、软膏。

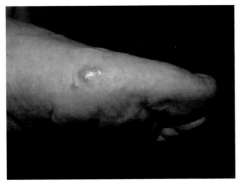

图 1.12 足癣 男性，54 岁，左足拇趾内侧缘红斑，簇集性水疱，疱液清亮

图 1.13 足癣皮肤镜 淡红色背景，点状血管结构，团块状黄红色均质结构

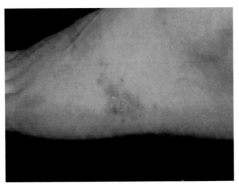

图 1.14 足癣 女性，39 岁，左足外侧缘红斑、鳞屑

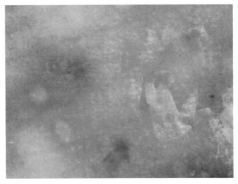

图 1.15 足癣皮肤镜 淡红色背景，点状血管结构，团块状黄红色、白色均质结构，薄层鳞屑

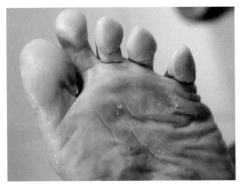

图 1.16 足癣 男性，34 岁，足跖及足趾腹侧片状脱屑，趾间轻度浸渍发白

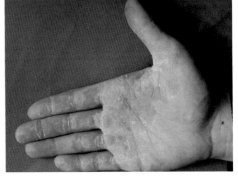

图 1.17 手癣 男性，26 岁，右手掌、指腹弥漫淡红色斑片，境界欠清，皮肤干燥，上覆鳞屑

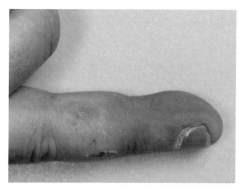

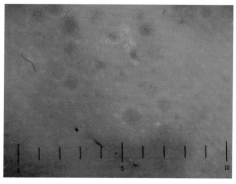

图 1.18　**手癣**　男性，25 岁，右手无名指侧缘有淡红色斑片，簇集性坚实小水疱，少许鳞屑

图 1.19　淡红色背景，散在分布类圆形小球状、团块状淡紫红色、黄褐色均质结构，局部薄层鳞屑

第三节　甲真菌病

　　甲真菌病是由皮肤癣菌、酵母菌和非皮肤癣菌性丝状真菌（霉菌）引起的指（趾）甲甲板和（或）甲床感染所致的病变。甲癣是指仅由皮肤癣菌感染所致的病变。手足癣患者易继发甲真菌病。根据临床特点，甲真菌病可分为下列四型：①白色表浅型，致病真菌直接通过甲板浅层侵入，甲板浅层有点状或不规则白色浑浊，表面失去光泽或稍有凹凸不平。②远端侧位甲下型，真菌侵犯甲远端前缘或侧缘，使甲板失去正常光滑外观，甲板下堆积甲床角质层的碎屑，甲板与甲床分离脱落，甲板增厚，呈灰黄浑浊，甲板表面凹凸不平或缺损。③近端甲下型，真菌通过受损甲小皮进入甲板及甲床，甲半月和甲根部粗糙肥厚、凹凸不平或缺损。④全甲毁损型，整个甲板被破坏、增厚，呈灰黄或灰褐色，甲板部分或全部脱落，甲床表面残留粗糙角化堆积物。皮肤镜检查见甲板色素沉着、甲剥离、大理石样浑浊区、出血性结构和纵向条纹，游离缘主要有甲增厚、甲下碎屑堆积，甲周皮肤则可见干燥和鳞屑。

　　因药物不易进入甲板且甲生长缓慢，单纯外用药治疗效果欠佳，建议选择系统治疗：①伊曲康唑间歇冲击治疗，每次 2 粒，2 次 / 日，口服 1 周后停 3 周为 1 个疗程，甲癣多需要 3~6 个疗程；②伊曲康唑连续治疗：每次 2 粒，1 次 / 日，至少连用 1 个月；③特比萘芬治疗：每次 250mg，1 次 / 日，连用 3~4 个月。无法口服抗真菌药的患者，可先用 40% 尿素软膏封包治疗，使甲软化剥离，再外用 5% 阿莫罗芬甲搽剂。

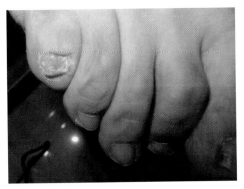

图 1.20　甲真菌病　女性，42 岁，右足小趾甲板增厚粗糙，颜色灰黄

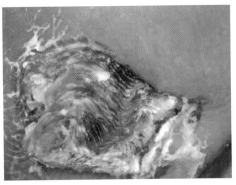

图 1.21　甲真菌病皮肤镜　甲板变形、增厚，呈褐色、黄褐色，横线沟纹，上覆鳞屑

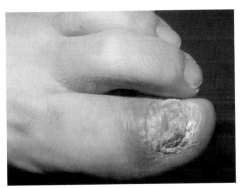

图 1.22　甲真菌病　女性，31 岁，左足拇趾甲板呈黄绿色，增厚变形，甲周轻度色素沉着

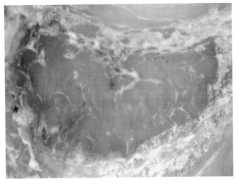

图 1.23　甲真菌病皮肤镜　甲板破坏、变形、增厚，呈黄绿色、黄褐色，上覆鳞屑

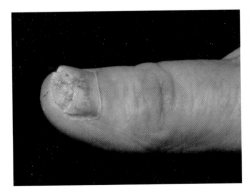

图 1.24　甲真菌病　女性，35 岁，右手拇指指甲远端甲下增厚，甲板变形，颜色灰黄，远端缺失

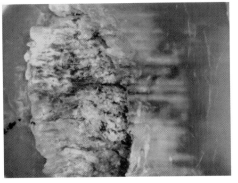

图 1.25　甲真菌病皮肤镜　甲板变形、增厚、松脆，远端部分甲板缺如，上覆鳞屑

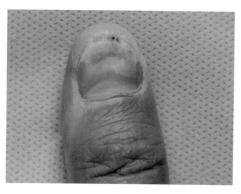

图 1.26 甲真菌病 女性，55 岁，远端甲板分离，轻度变形，颜色发黄，指端皮肤干燥

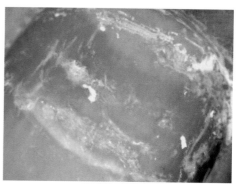

图 1.27 甲真菌病皮肤镜 甲板表面粗糙，上覆鳞屑

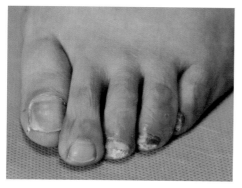

图 1.28 甲真菌病 女性，45 岁，左足多甲色黄，甲板增厚、变形

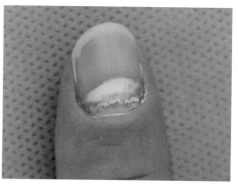

图 1.29 甲真菌病 男性，40 岁，左手示指近甲后襞处呈白色，上覆少许鳞屑

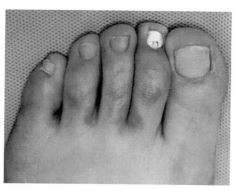

图 1.30 甲真菌病 女性，26 岁，左足第二趾全甲呈白色，趾间有暗红斑

第四节 花斑糠疹

花斑糠疹，既往称花斑癣，是条件致病菌——马拉色菌侵犯皮肤角质层所引起的表浅感染。好发于青壮年，以面颈、前胸、肩背、上臂、腋窝等皮脂腺丰富部位多发。皮损初起为以毛囊为中心的斑疹，逐渐增大，呈圆形或类圆形，可呈现褐色、淡褐色、淡红色、淡黄色或白色，可相互融合成不规则斑片，表面覆糠秕状鳞屑。一般无自觉症状，偶有轻度瘙痒，冬轻夏重。皮肤镜表现为色素沉着或色素减退的斑片，表面覆有细小鳞屑，沿皮纹或不沿皮纹分布，也可呈网状分布，由伴细小鳞屑的色素减退性条纹分隔。

治疗原则是以外用药物治疗为主，与体股癣相似，可选用抗真菌外用制剂，也可以使用 2% 酮康唑洗剂、2.5% 二硫化硒洗剂等局部清洗。皮损面积大且顽固的患者可口服抗真菌药，如伊曲康唑（每次 2 粒，1 次/日）或特比萘芬（每次 250mg，1 次/日），连续 1 个月。

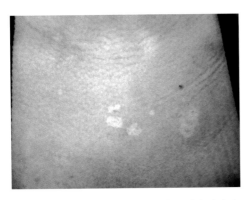 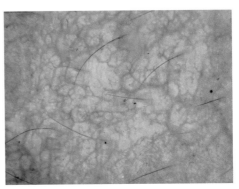

图 1.31 花斑糠疹 男性，24 岁，前胸多发白色斑片，境界清楚

图 1.32 花斑糠疹皮肤镜 色素减退斑，边界清楚，边缘未见色素加深，分支状血管结构，白斑处见褐色色素结构

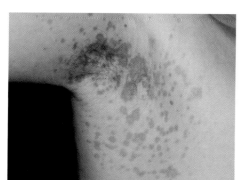

图 1.33 花斑糠疹 女性，40 岁，腋下多发褐色斑，融合成片，表面覆鳞屑，呈轻度羊皮纸样改变

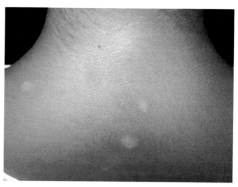

图 1.34 花斑糠疹 女性，25 岁，肩背部散在色素减退斑，表面覆薄层鳞屑

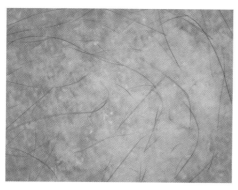

图 1.35 花斑糠疹皮肤镜 色素减退斑，边界模糊，边缘未见色素加深，分支状血管结构，白斑处见褐色色素结构，覆薄层鳞屑

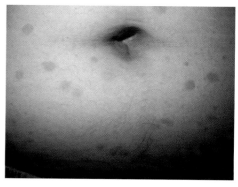

图 1.36 花斑糠疹 腹部散在大小不等的类圆形褐色斑疹、斑片，表面轻度粗糙

图 1.37 花斑糠疹皮肤镜 褐色均质样色素结构，边界清楚，中央色素减退，点状、不规则血管结构

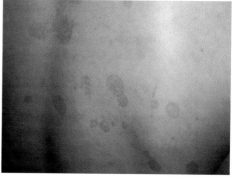

图 1.38 花斑糠疹 背部多发褐色斑片，境界清楚，部分融合，表面有少许鳞屑

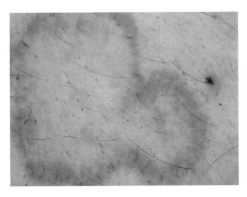

图 1.39　花斑糠疹皮肤镜　褐色均质样色素结构，呈环状

第五节　马拉色菌毛囊炎

马拉色菌毛囊炎是由马拉色菌所致的毛囊炎性损害。多累及中青年，好发于颈、前胸、肩背部。典型皮损为炎症性毛囊性丘疹、丘疱疹或小脓疱，呈半球形，周边有炎性红晕，常有数十至数百个，呈密集或散在分布。常伴不同程度的瘙痒，出汗后加重。皮肤镜见毛囊性损害，基底为红色至黄色，损害中心有一淡黄色、黄白色均质结构，周围可见点状或线状血管结构，有白色至黄色鳞屑。

治疗原则与花斑糠疹相同，严重或顽固患者应口服抗真菌药。

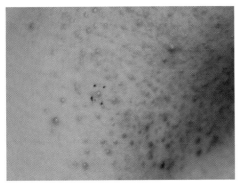

图 1.40　马拉色菌毛囊炎　女性，12岁，颈部多发毛囊性红色丘疹，散在脓疱

图 1.41　马拉色菌毛囊炎皮肤镜　毛囊口周红色晕，点球状血管结构，乳白色脓疱样均质结构

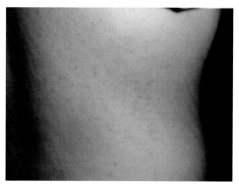

图 1.42　马拉色菌毛囊炎　女性，27 岁，背部多发毛囊性丘疹，红色，直径 2~3mm

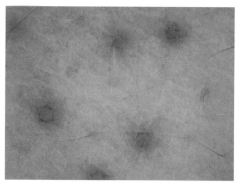

图 1.43　马拉色菌毛囊炎皮肤镜　毛囊口周红色晕，点球状血管结构，乳白色、黄褐色样均质结构

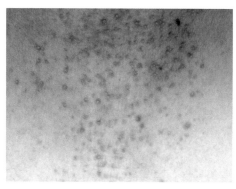

图 1.44　马拉色菌毛囊炎　男性，42 岁，前胸群集半球形红色丘疹，不融合

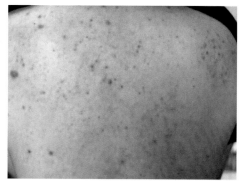

图 1.45　马拉色菌毛囊炎　男性，16 岁，背部散在分布红色毛囊性丘疹

（张宇伟）

第二章

病毒性皮肤病

本章主要介绍单纯疱疹病毒感染导致的单纯疱疹，水痘—带状疱疹病毒感染导致的带状疱疹，及人乳头瘤病毒感染导致的寻常疣、扁平疣、跖疣。

第一节　单纯疱疹

单纯疱疹由单纯疱疹病毒（HSV）感染所致，好发于皮肤黏膜交界部位，表现为群集性小水疱，破溃后可形成浅表溃疡。本病病程短，易复发，自觉灼热、痒或疼痛，可伴有发热、头痛、全身痛、淋巴结肿大等症状。HSV 分为 I 型（HSV-1）和 II 型（HSV-2）。HSV-1 多引起生殖器外部位皮肤黏膜感染，初发感染多发生于 5 岁以内幼儿，通过密切接触感染。HSV-2 通过密切接触传播，引起生殖器部位感染，称为生殖器疱疹。复发型单纯疱疹多由局部皮肤、黏膜创伤或应激（如月经、劳累、发热）引起病毒再激活，沿外周神经下行至原发感染部位，引起复发。治疗原则为缩短病程，减少全身播散复发及传播机会。发生于手指者，为位置较深的疼痛性水疱，称疱疹性瘭疽。

系统药物治疗：①初发型选用阿昔洛韦、伐昔洛韦或泛昔洛韦，疗程 7~10 天。②复发型在皮损出现 24h 内开始治疗，药物同初发型，疗程一般为 5 天。③频繁复发型（1 年复发 6 次以上）需要连续口服 6~12 个月。外用药物可选用 3% 阿昔洛韦软膏（每天 6 次，连用 7~10 天）、1% 喷昔洛韦乳膏或炉甘石洗剂，继发细菌感染时用夫西地酸乳膏、莫匹罗星软膏。

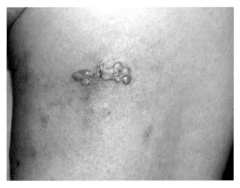

图 2.1 复发性单纯疱疹 女性，37 岁，病史
7 年，每半年发作一次。右股外簇集水疱、脓疱，
疱周明显炎性红晕

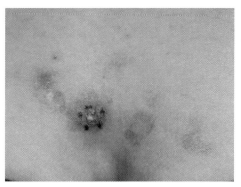

图 2.2 单纯疱疹 男性，47 岁，HSV-1 阳性，
骶尾部簇集红斑，其上可见水疱、脓疱

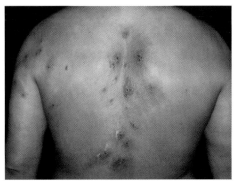

图 2.3 播散性单纯疱疹 男性，44 岁，背部
多发红斑，群集水疱，局部破溃结痂

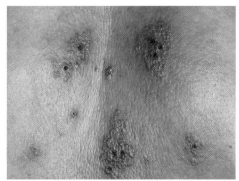

图 2.4 播散性单纯疱疹 左图同一位患者的
皮损细节

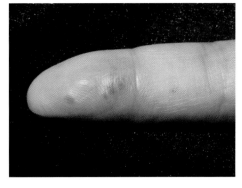

图 2.5 疱疹性瘭疽 男性，30 岁，右示指红斑、
水疱伴疼痛

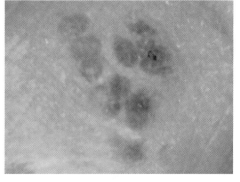

图 2.6 疱疹性瘭疽皮肤镜 淡红色背景，团
块状黄红色、红色均质结构

第二节 带状疱疹

带状疱疹由水痘—带状疱疹病毒感染所致。原发感染表现为水痘，潜伏在神经细胞中的病毒再度活化则引起带状疱疹。好发部位依次为肋间神经、颈神经、三叉神经和腰骶神经支配区域，皮损沿某一周围神经支配区域呈带状排列，多发生于单侧，一般不会超过正中线。发病初期即可伴有瘙痒或疼痛，常先发生红斑，很快出现群集丘疹、水疱，疱壁紧张发亮，疱液澄清，外周绕以红晕。带状疱疹表现与患者抵抗力差异有关，可出现顿挫型（不发生水疱）、大疱型等。带状疱疹早期注意与伴有疼痛的其他系统疾病鉴别，如心绞痛、肋间神经痛、阑尾炎、偏头痛等。

治疗原则为早期足量抗病毒治疗。系统药物治疗：抗病毒治疗通常在发疹后48~72h内开始，选用阿昔洛韦、伐昔洛韦、泛昔洛韦或溴夫定。轻中度疼痛，选用对乙酰氨基酚、非甾体消炎药；中重度疼痛选用羟考酮或加巴喷丁、普瑞巴林。针对急性炎症水肿期患者，排除禁忌后可口服激素。外用药物治疗以干燥、消炎为主，疱疹破溃后可酌情用3%硼酸液或1∶5000呋喃西林溶液湿敷，外用0.5%新霉素软膏或2%莫匹罗星软膏。无证据显示外用阿昔洛韦对带状疱疹有效。

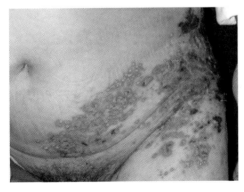
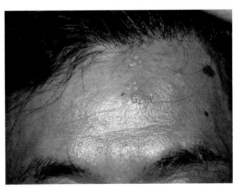

图2.7 带状疱疹 男性，63岁，左下腹及髋部带状分布暗紫红斑，其上群集水疱、脓疱，部分融合糜烂

图2.8 带状疱疹 男性，37岁，左侧额部簇集性水疱，直径约0.2~0.5cm，疱壁紧张、疱液清亮

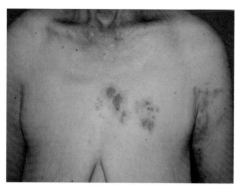

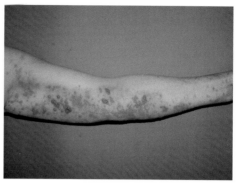

图 2.9 带状疱疹 老年女性，左上肢及左侧胸壁
红斑、群集水疱，带状分布，疱壁紧张，疱液清亮

图 2.10 带状疱疹 老年男性，左上肢沿神经
走行带状分布红斑，簇集水疱，部分融合成大疱

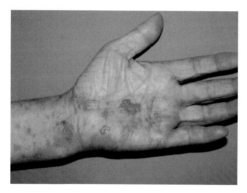

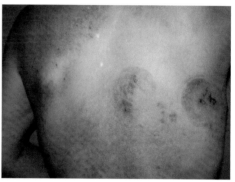

图 2.11 带状疱疹 同一位患者掌部皮损，疱
壁紧张，疱液清亮

图 2.12 带状疱疹 右背部簇集性水疱、血疱、
脓疱

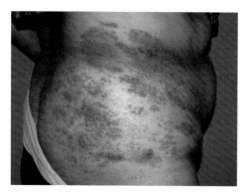

图 2.13 带状疱疹 老年女性，右腰腹及臀部
带状分布红斑、水疱，水疱直径约 0.2~0.5cm，
疱壁紧张，疱液清亮，部分融合，周边红晕，
局部见水疱干涸

第三节 寻 常 疣

寻常疣由人乳头瘤病毒（HPV）感染所致，可发生于身体任何部位，以手背、指端最常见，外伤、局部摩擦、啃咬等是常见诱发因素。典型皮损为灰褐色、灰白色、棕色或皮色丘疹，表面粗糙，呈乳头瘤状增生，可融合成斑块，质地中等至硬，刮除表面后见点状出血。发生于甲周者称为甲周疣，发生于甲床者称为甲下疣，疣体细长突起伴顶端角化者称为丝状疣。皮肤镜下呈多数紧密排列的乳头瘤样结构，乳头状瘤中心可见红色点状或袢状血管，周围绕以白色的晕，似蛙卵样，常伴有出血及毛细血管血栓。

治疗原则：①物理治疗。液氮冷冻或激光。②外用药。维A酸乳膏、咪喹莫特乳膏或氟尿嘧啶软膏。③平阳霉素皮损内注射（仅用于难治性皮损）。

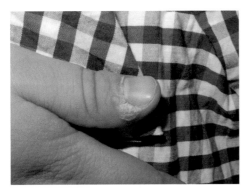

图2.14 甲周疣 女性，3岁，右拇指甲周斑块，表面粗糙

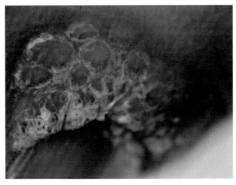

图2.15 甲周疣皮肤镜 淡红色背景，团块状淡红色均质结构，呈"乳头瘤"样，上覆鳞屑

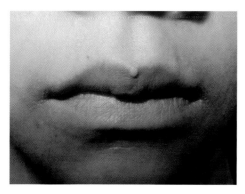

图 2.16　寻常疣　女性，17 岁，上唇唇珠淡红色丘疹

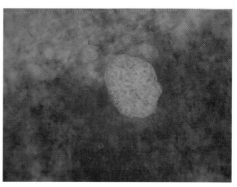

图 2.17　寻常疣皮肤镜　淡粉红色均质结构，点球状血管结构，间隔条纹状白色均质结构

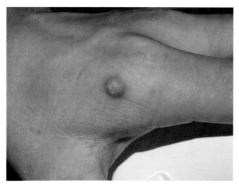

图 2.18　寻常疣　男性，22 岁，左手边黄褐色丘疹，表面粗糙，中央点状出血

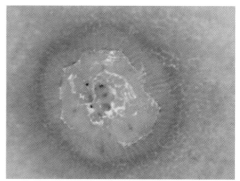

图 2.19　寻常疣皮肤镜　黄褐色均质结构，薄层鳞屑，出血性结构，周边红晕

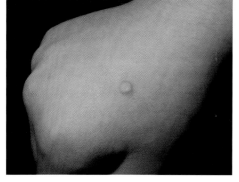

图 2.20　寻常疣　男性，12 岁，右手背灰白色扁平丘疹，边缘隆起

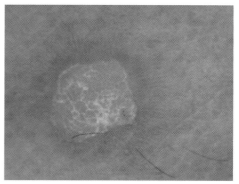

图 2.21　寻常疣皮肤镜　淡粉红色均质结构，蛙卵样结构，薄层鳞屑，周边放射状褐色色素结构，红色晕

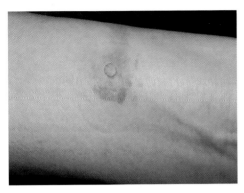

图 2.22　寻常疣　男性，45岁，左前臂屈侧疣状丘疹，周围因搔抓造成红斑

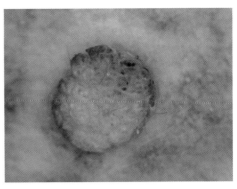

图 2.23　寻常疣皮肤镜　"乳头瘤"样结构，少许扩张血管结构，出血性结构

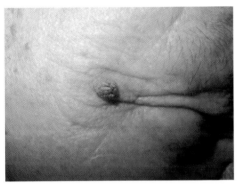

图 2.24　寻常疣　男性，82岁，右外眦丘疹，表面疣状突起，粗糙

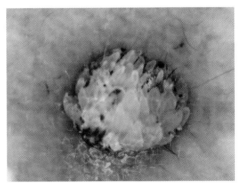

图 2.25　寻常疣皮肤镜　"乳头瘤"样结构，少许扩张血管结构，出血性结构

第四节　扁　平　疣

　　扁平疣由人乳头瘤病毒（HPV）感染所致，好发于儿童和青少年，多见于颜面、手背及前臂。皮损为扁平隆起性丘疹，圆形或椭圆形，表面轻度粗糙，直径多0.5~1cm，质硬，正常肤色或淡褐色。皮肤镜表现：淡褐色、淡红色背景，较均匀分布点状血管结构，褐色环状结构，部分皮损点状血管周见白色晕。

　　治疗同寻常疣。

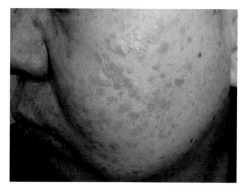

图 2.26 扁平疣 男性，37 岁，面部多发红色
扁平丘疹

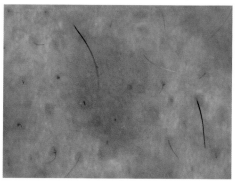

图 2.27 扁平疣皮肤镜 淡红色背景，较均匀
分布点球状血管结构，局部见褐色环状结构

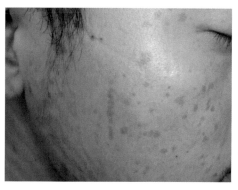

图 2.28 扁平疣 男性，24 岁，右额部、右面
部多发褐色扁平丘疹，见同形反应（线状皮疹）

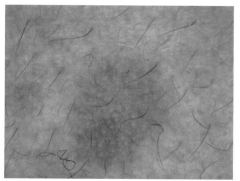

图 2.29 扁平疣皮肤镜 淡红褐色背景，少许
点球状血管结构，多发褐色环状结构

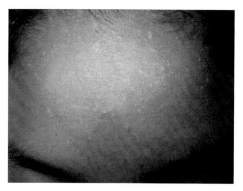

图 2.30 扁平疣 女性，15 岁，额部多发白
色扁平丘疹，见同形反应

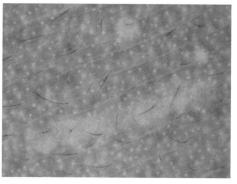

图 2.31 扁平疣皮肤镜 色素减退结构，边界
清楚，点球状血管结构

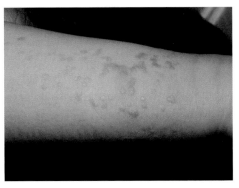

图 2.32 扁平疣 女性，6岁，右前臂多发淡褐色扁平丘疹，直径约 0.3~0.5cm，部分融合

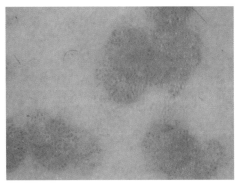

图 2.33 扁平疣皮肤镜 淡褐色背景，均匀分布点状血管结构，点状白色均质结构

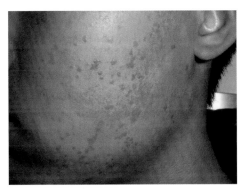

图 2.34 扁平疣 男性，16岁，左面部多发淡褐色扁平丘疹，见同形反应

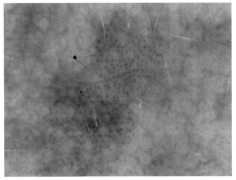

图 2.35 扁平疣皮肤镜 淡红褐色背景，少许点状血管结构，均匀分布褐色环状结构

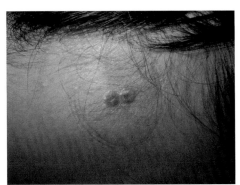

图 2.36 扁平疣 女性，10岁，左额部2处褐色扁平丘疹，直径约 0.5cm，局部有反复搔抓

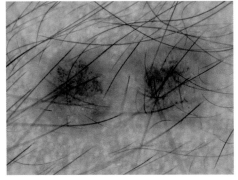

图 2.37 扁平疣皮肤镜 淡红褐色背景，点状血管结构，点状白色均质结构，出血性结构，周边褐色色素沉着

第五节 跖　　疣

跖疣为发生在足底的寻常疣，可发生在足底的任何部位，以掌跖前部多见，外伤、摩擦、足部多汗等为诱发因素。皮损初起为细小发亮的丘疹，渐增大，并因受到压迫而形成淡黄色或褐黄色胼胝样斑块，表面粗糙，界限清楚，边缘绕以稍高增厚的角质环，去除角质层后，其下方有疏松的角质软芯，可见毛细血管破裂出血而形成的小黑点。皮肤镜表现：淡黄色均质结构，点状血管、出血结构，局部皮纹结构破坏，部分皮损可见"蛙卵"样或"乳头瘤"样结构。

治疗同寻常疣。

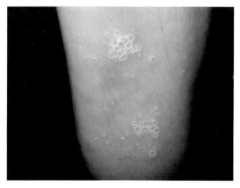

图 2.38　跖疣　女性，43岁，足跖部多发扁平丘疹，表面粗糙，部分融合

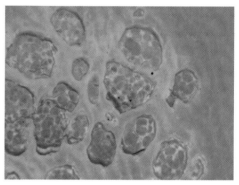

图 2.39　跖疣皮肤镜　淡红色均质结构，皮纹结构破坏，呈"乳头瘤"样，周边呈裂隙样

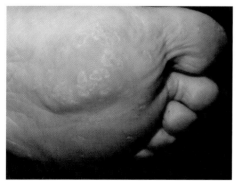

图 2.40　跖疣　女性，38岁，左足跖部多发黄色粗糙斑块

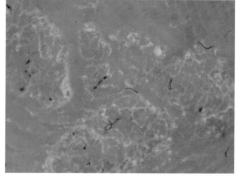

图 2.41　跖疣皮肤镜　黄色均质结构，皮纹结构破坏，薄层鳞屑，散在出血性红色均质结构

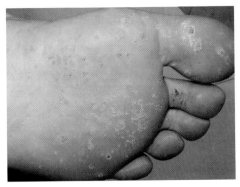

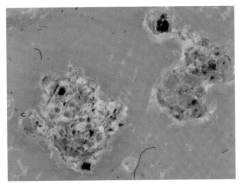

图 2.42　跖疣　男性，23 岁，左足底多发淡黄色丘疹、斑块，中央黑色点状出血

图 2.43　跖疣皮肤镜　淡红色"乳头瘤"结构，点球状血管结构，暗红色出血性均质结构，皮纹结构破坏，白色鳞屑

（张宇伟）

第三章

物理性皮肤病

本章介绍由环境因素导致的皮肤病，具体包括冷热刺激导致的冻疮和火激红斑；日光照射导致的日晒伤和多形日光疹，以及物理摩擦导致的鸡眼以及胼胝。

第一节　日　晒　伤

日晒伤是由于急性日光暴晒导致的皮肤光毒性反应，最常见于光暴露部位，面颈部、手背以及前臂。典型皮损为弥漫的鲜红斑片，严重者可以出现红斑基础上的水肿、水疱、大疱、脱屑，皮疹消退后常出现色素沉着。患者常自觉灼热，刺痛。

治疗原则为：①缓解局部症状。外用炉甘石洗剂、生理盐水等冷敷或者冷喷治疗。②修复皮肤屏障。外用多磺酸粘多糖、医用保湿霜或者玻尿酸产品等。③控制炎症。少剂量外用吡美莫司或者他克莫司软膏，必要时可以短期使用激素乳膏或者地塞米松湿敷。④预防感染。如有大疱，及时抽吸疱液，糜烂处酌情给予夫西地酸乳膏等外用抗生素。

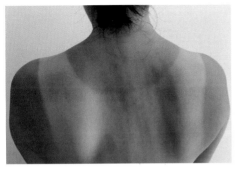 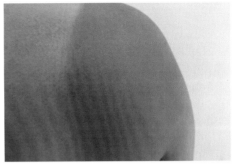

图 3.1　**日晒伤**　女性，海滨暴晒后出现境界
清楚的鲜红斑片，伴有明显触痛，衣物遮盖部
位未受累
（中国人民解放军 94543 部队医院张永良医生
惠赠）

图 3.2　**日晒伤**　左图同一患者的皮疹局部

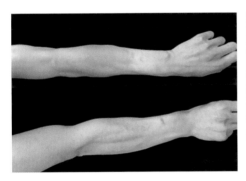 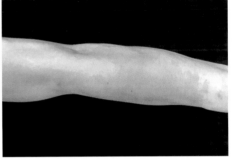

图 3.3　男性，户外施工，病程 3 天，伴痒，
开车侧较重
（临沂市人民医院陈洪晓教授惠赠）

图 3.4　左图同一位患者皮疹局部，显示境界
清楚的鲜红斑

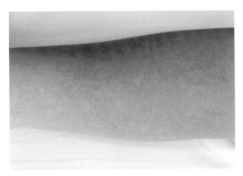

图 3.5　男性，户外锻炼后前臂出现淡红斑，
境界清楚，表面细碎鳞屑

第二节　多形日光疹

　　多形日光疹是因日光照射导致的光变态反应性皮肤病。常见春季及夏季，即紫外线变强的季节。好发的部位为光暴露部位，非曝光部位可以部分受累。皮疹可以表现为丘疹、融合成斑丘疹或者斑块、环状红斑、丘疱疹等不同的疹型，但是同一患者的疹型往往是一致的。患者常反复发作，自觉瘙痒明显。

　　治疗原则：①防晒。物理防晒及外用防晒霜。②控制炎症。外用吡美莫司或者他克莫司软膏、激素乳膏等。③口服药物。严重者可口服羟氯喹、沙利度胺、复方甘草酸苷。④必要时可进行光脱敏治疗。

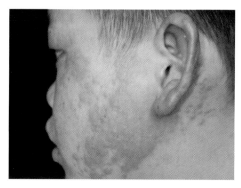 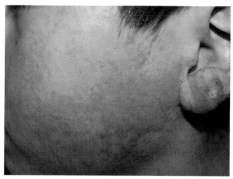

图 3.6　多形日光疹　男性，9岁，面部、双耳部及双耳周散在红色丘疹、大片红斑、风团样皮疹

图 3.7　多形日光疹　男性，7岁，面部、双耳散在淡红色丘疹、红斑，自觉瘙痒

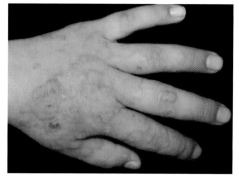 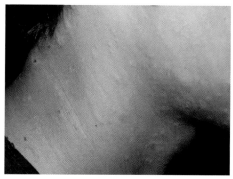

图 3.8　多形日光疹　女性，7岁，双手背散在环形红斑、大小不等

图 3.9　多形日光疹　男性，31岁，面颈部在淡红色丘疹、大小较均一

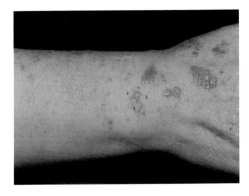

图 3.10　多形日光疹　女性，54 岁，双手背及
手腕伸侧散在扁平红色丘疹，部分融合成斑块

第三节　冻　疮

冻疮是由寒冷导致的最常见的皮肤病。冬季好发，常反复发作，好发双手指端、肥胖者大腿后外侧及臀部、耳郭、面颊。典型皮疹为暗红色斑块、肿胀性红斑，其表面可出现溃疡、破溃、结痂。

治疗原则：①保暖；②外用药物，如多磺酸粘多糖乳膏，必要时可给予激素；③必要时红光治疗。

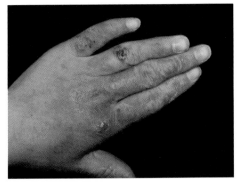

图 3.11　冻疮　女性，27 岁，双手背及五指肿
胀性红斑，边界不清，部分表面可见破溃，伴
肿痛

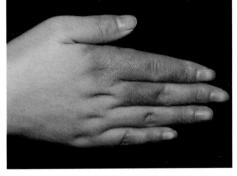

图 3.12　冻疮　女性，22 岁，右手示指和中指
肿胀性红斑，边界不清

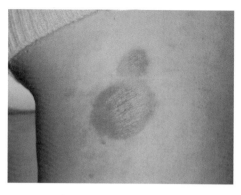

图 3.13　冻疮　女性，21 岁，大腿后外侧对称性暗红色斑块

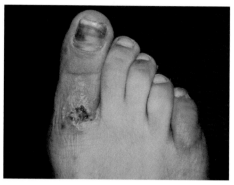

图 3.14　冻疮　男性，35 岁，右足拇趾暗红红斑，表面破溃，结痂

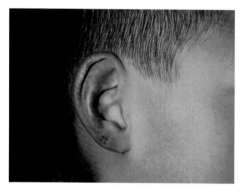

图 3.15　冻疮　男性，9 岁，双耳郭肿胀性暗红斑

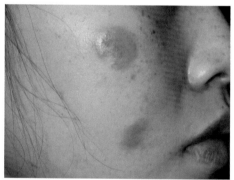

图 3.16　冻疮　女性，21 岁，面部多发暗红色斑块

第四节　火激红斑

　　火激红斑是由于局部持续热刺激（如电热宝、热水袋等）导致的常见皮肤疾病。好发部位为热接触部位，最常见于下肢。典型皮损表现为网状的红斑、毛细血管扩张、色素沉着。患者多无明显自觉症状，皮损可自然消退。

　　治疗主要是去除病因，不需要特殊处理。

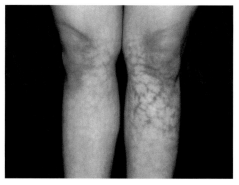 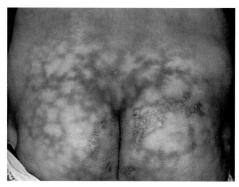

图 3.17 火激红斑 女性，22 岁，双膝及双小腿网状红斑

图 3.18 火激红斑 女性，36 岁，臀部及骶部网状红斑，部分表面网状斑块，表面少许痂皮

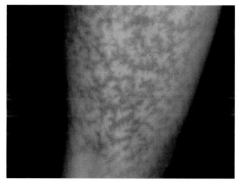 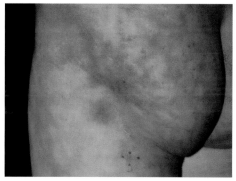

图 3.19 火激红斑 女性，25 岁，大腿屈侧及外侧网状红斑

图 3.20 火激红斑 女性，21 岁，臀部及大腿屈侧网状红斑

第五节 鸡 眼

鸡眼是摩擦导致的物理性皮肤病。好发于肢端，长期摩擦部位，如足前弓、拇趾内侧、小趾外侧、趾间等。典型皮疹为黄色或皮色的丘疹，表面较光滑，中央可出现坚硬的角质栓。临床需要和跖疣鉴别，后者常见点状出血。患者可自觉行走疼痛等不适。

治疗原则：①避免摩擦，穿宽松鞋袜，防鸡眼鞋垫等，矫正足畸形；②冷冻治疗；③手术切除；④药物，如高浓度水杨酸软膏、鸡眼膏等。

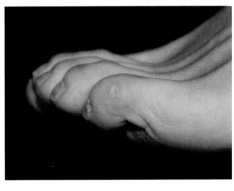

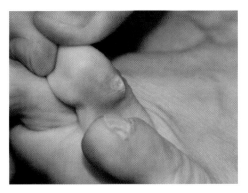

图3.21 鸡眼 女性，42岁，左足小趾外侧丘疹，表面稍粗糙，有长期穿高跟鞋习惯

图3.22 鸡眼 女性，34岁，左足第四趾外侧丘疹，中央可见角质栓

第六节 胼　胝

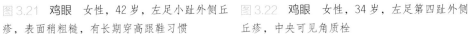

　　胼胝的发病诱因和病理表现同鸡眼，皮疹较鸡眼大，典型皮疹为扁平的角质增生性斑块。

　　治疗同鸡眼。

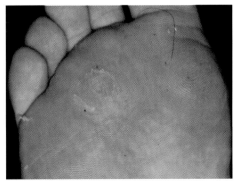

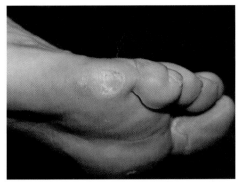

图3.23 胼胝 男性，24岁，右足底2处斑块，表面光滑，质硬

图3.24 胼胝 男性，34岁，右足掌外侧斑块，表面脱屑，质硬

（李　冰）

第四章

虫媒性皮肤病

本章介绍由昆虫侵犯人体皮肤造成的常见皮肤病，包括虫咬皮炎、隐翅虫皮炎、蜂蛰伤、蜱虫叮咬和疥疮。

第一节　虫　咬　皮　炎

虫咬皮炎是临床最常见的虫媒性皮肤病，可发生于身体任何部位，可由螨虫、蚊、臭虫、跳蚤等昆虫叮咬或其毒汁刺激引起。典型皮损为水肿性风团样红色丘疹、丘疱疹或瘀斑，严重时形成水疱或大疱，可伴有抓痕和结痂。

治疗原则：①注意做好个人防护，尽量减少或者避免接触宠物或者家禽，蚊虫滋生环境可用含有二氯二苯三氯乙烷或虫菊酯类的杀虫剂；②虫咬皮炎轻症患者可局部外用糖皮质激素、口服抗组胺药物；③皮损泛发、过敏反应重的患者可口服糖皮质激素予以控制。

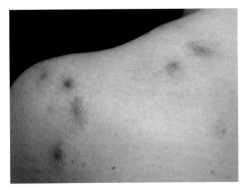

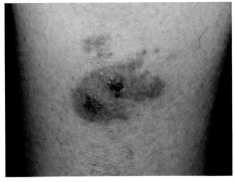

图 4.1　**虫咬皮炎**　男性，56岁，左侧肩背部可见多发红色丘疹、水疱，边界不清，部分破溃结痂

图 4.2　**虫咬皮炎**　男性，56岁，胫前暗紫红色瘀斑，边界清楚，中央2处血疱、结痂

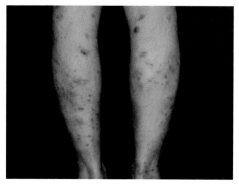 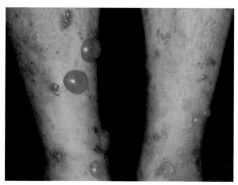

图 4.3　大疱性虫咬皮炎　男性，49 岁，双下肢多发红色丘疹、丘疱疹、水疱，局部簇集性分布，水肿明显，局部糜烂、渗出和结痂

图 4.4　大疱性虫咬皮炎　男性，49 岁，小腿散在暗红斑，多发水疱、大疱，疱壁紧张，疱液清亮

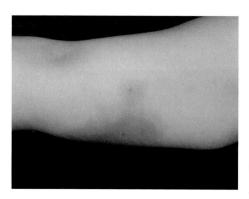

图 4.5　虫咬皮炎　女性，27 岁，左上臂内侧融合性水肿性红斑，其上 3 处红色丘疹

第二节　隐翅虫皮炎

隐翅虫皮炎是皮肤接触隐翅虫体内毒液后所致的接触性皮炎，多累及面颈部、四肢及躯干部位。典型皮损为局部条状、片状或者点簇状水肿性红斑，其上多发丘疹、水疱及脓疱，部分损害中心脓疱可融合成片，可继发糜烂、结痂及表皮坏死。反应剧烈或者范围较大者可伴随发热、头晕和局部淋巴结肿大。治疗原则：①隐翅虫流行区及流行季节做好防虫处理，当虫子落在皮肤上时，不要在皮肤上把虫子打死或者压碎；②清水冲洗后湿敷，湿敷可用 1∶5000 高锰酸钾、生理盐水或者 5% 碳酸氢钠；③红斑损害可外用炉甘石洗剂或者糖

皮质激素；④有感染者可外用抗生素软膏，病情严重者可短期系统使用糖皮质激素。

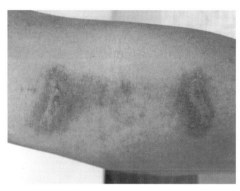

图 4.6　男性，外出游玩后出现水肿性红斑，表面丘疹，中央融合性水疱

（四川大学华西医院刘宏杰教授惠赠）

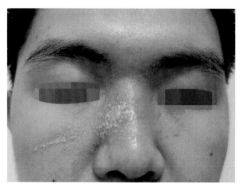

图 4.7　男性，24 岁，面部条带状水肿性红斑，其上小脓疱，局部融合

（南昌大学第一附属医院万川教授惠赠）

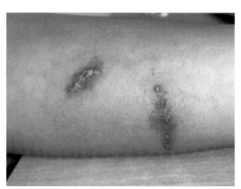

图 4.8　上肢 2 处线状水肿性红斑，其上群集小脓疱，周围显著炎性红晕

（上海交通大学医学院附属仁济医院吴琼教授惠赠）

第三节　蜂　蜇　伤

　　蜂蜇伤是皮肤被蜂类蜇咬之后导致的接触性和变态反应性皮炎。典型皮损为蜇伤部位红肿，中央可见小黑点，多为刺伤点或毒刺存留部位，周围可有丹毒或荨麻疹样改变。在被群蜂多处蜇伤时症状较重，可出现头晕、头痛、寒战、发热、气喘、心率增快、血压下降甚至休克等全身症状。

　　处理原则：①及时拔除残留蜂针，蜜蜂蜇伤后用浓肥皂水或碱水涂抹伤口，或是用氨水、小苏打水清洗伤口。如无法判断蜂种类，可用清水反复冲洗患处。②口服及外敷季德胜蛇药片。③局部肿胀、疼痛明显或伴有系统不适，可口服糖皮质激素。

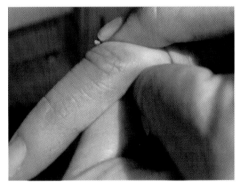 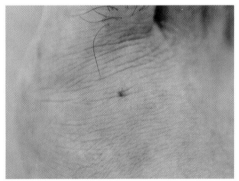

图 4.9　蜜蜂叮咬后即刻，局部残留蜂针，周围红肿明显

图 4.10　蜜蜂叮咬后已拔除蜂针，可见叮咬处红色斑疹，周围大片淡红斑
（四川大学华西医院刘宏杰教授惠赠）

第四节　蜱　虫　叮　咬

　　蜱虫叮咬多发生于林区或流行区，春夏季为好发季节。典型皮损为虫体直接附着于皮肤，可见红色丘疹或无明显炎症反应，并逐步发展为局部红斑伴随肿胀。

处理原则：①蜱虫可携带螺旋体、多种病毒、立克次体等，在林区或蜱虫流行区，应穿长袖衣衫，避免皮肤暴露，防止蜱虫叮咬。②蜱叮咬皮肤时不可强行拔除，避免撕伤皮肤及防止口器折断在皮内。可用乙醚、煤油等涂在蜱的头部或蜱旁点燃蚊香，待蜱自行松口，或用凡士林、液体石蜡、甘油厚涂蜱头部，然后用镊子轻轻把蜱拉出；③伴有全身症状时积极对症处理。

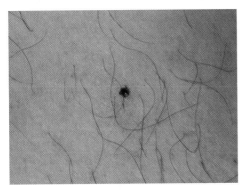

图 4.11 **蜱虫叮咬** 男性，73 岁，蜱虫叮咬后 2 小时，可见蜱虫附着

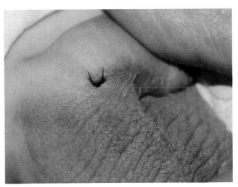

图 4.12 **蜱虫叮咬** 男性，2 岁，叮咬后 1 天，局部线状红斑伴疼痛，阴茎肿胀，阴茎根部见虫体腹部

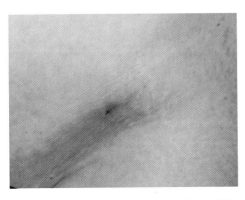

图 4.13 **蜱虫叮咬** 女性，47 岁，左侧腹股沟蜱虫叮咬后，自行拔出蜱虫，头部残留皮内

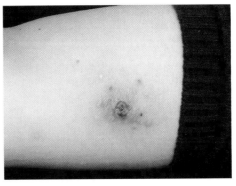

图 4.14 女性，30 岁，1 年前左前臂蜱虫叮咬，自行去除虫体后反复搔抓

第五节　疥　疮

　　疥疮是由疥虫寄生于皮肤所致的传染性皮肤病，为接触传染性皮肤病，多发生于皮肤薄嫩处，如指缝、手腕、前臂、肘窝、腋窝、乳晕、脐周、下腹部、外生殖器和臀部等部位，很少累及头皮和面部。典型皮损多对称发生，表现为丘疹、丘疱疹及隧道，丘疹一般为小米粒大小，淡红色或者正常肤色，可有红晕；丘疱疹多见于指缝、腕部等处；隧道为灰白色或者浅黑色浅纹，弯曲微隆起，末端可有丘疹或小水疱。阴囊、阴茎、龟头等处可发生直径 3~5 mm 暗红色疥疮结节，为疥虫死后引起的异物反应。免疫缺陷或外用药使用不当可造成丘疹、斑片广泛分布融合，表面覆鳞屑、痂皮，称为挪威疥。

　　治疗原则：①确诊后隔离，煮沸消毒衣服和寝具，家庭成员或集体生活成员应该同时治疗；②外用药物治疗选择 10% 硫磺软膏（婴幼儿 5%）、5% 三氯苯醚菊酯霜或 25% 苯甲酸苄酯乳剂等驱虫药，从颈部到足部涂擦遍全身，包括皮肤皱褶处、肛门周围和指甲的边缘及甲襞。每次治疗周期 3 天，用药期间不洗澡、不更衣以保持药效。一次治疗如未痊愈，间隔 1~2 周重复治疗；③阴囊、外阴处结节，外用或结节内注射糖皮质激素，也可用手术切除。

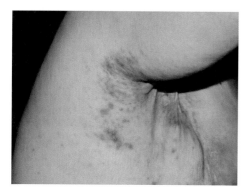

图 4.15　**疥疮**　男性，69 岁，皱褶部位红斑、红色丘疹，部分融合

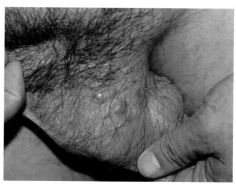

图 4.16　**疥疮结节**　左图同一患者阴囊实性结节，边界清楚，表面光滑

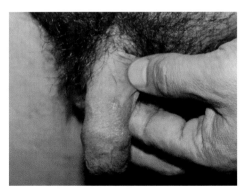

图 4.17　疥疮结节　男性，41 岁，阴茎散在红色结节，大小不一，边界清楚

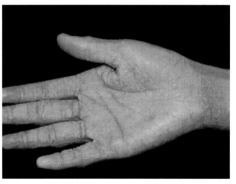

图 4.18　挪威疥　女性，20 岁，既往瘙痒明显，曾按"湿疹"广泛外用激素，手掌显著弥漫红斑，厚层黄色鳞屑、痂皮

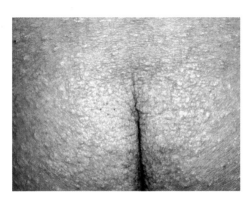

图 4.19　挪威疥　同一患者臀部多发红色丘疹、斑片，相互融合，皱褶处黄色痂皮

（郭伟楠）

变态反应性皮肤病

本章介绍由免疫变态反应机制介导的炎症性皮肤病，包括荨麻疹、湿疹、特应性皮炎、接触性皮炎和药疹。

第一节 荨 麻 疹

荨麻疹为临床最常见的变态反应性皮肤病之一，是皮肤或黏膜短暂的小血管扩张、渗透性增加而出现的一种局限性水肿反应。荨麻疹病因复杂，不应将其简单归因为"过敏"。常见的外源性原因包括物理因素（摩擦、压力、冷、热、日光照射等）、食物（动物蛋白、蔬菜、水果类及酒等）、腐败食物和食品添加剂等、药物（免疫介导的如青霉素、磺胺类、血清制剂、各种疫苗等，非免疫介导的肥大细胞释放剂如吗啡、可待因、阿司匹林等）、植入物等。常见的内源性原因包括慢性隐匿性感染（细菌、真菌、病毒、寄生虫等）、维生素 D 缺乏、精神紧张、针对 IgE 或高亲和力 IgE 受体的自身免疫反应以及慢性自身免疫性疾病如风湿热、系统性红斑狼疮、甲状腺疾病、淋巴瘤、炎症性肠病等。根据临床特点，将荨麻疹分为自发性荨麻疹、诱导性荨麻疹及无风团的血管性水肿。荨麻疹多为急性起病，典型的皮损为中央呈粉色或苍白色的瘙痒性风团或水肿性红斑，呈椭圆形或不规则形，皮损的直径可为几毫米至数厘米不等，可孤立分布也可数个融合成片，多在 24h 内消退，血管性水肿可持续 72h。若症状反复超过 6 周称为慢性荨麻疹。

治疗原则：①患者教育，尤其慢性荨麻疹反复发作，应告知患者疾病特点，增加依从性，控制症状，提高生活质量；②去除可能的诱发因素；③一线疗法为口服抗组胺药，首选二代受体拮抗剂；二线疗法可联合不同的二代抗组胺药，或短期系统联合皮质醇激素或多塞平、孟鲁司特等；④三线疗法可选择免疫抑制剂或生物制剂，如环孢素、奥马珠单抗等；⑤急性荨麻疹可能造成喉头水肿或休克，应按过敏性休克急救处理；⑥慢性荨麻疹疗程一般不少于 1 个月，必要时可延长至 3~6 个月，或更长时间。

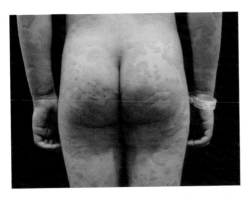

图 5.1　**急性荨麻疹**　男性，6 岁，臀部、四肢广泛分布水肿性红斑

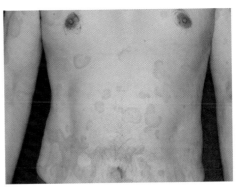

图 5.2　**急性荨麻疹**　男性，46 岁，躯干多发环形、地图形红斑，轻度水肿，中央皮肤正常

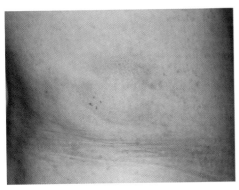

图 5.3　**慢性荨麻疹**　女性，57 岁，病史 4 年，腰部水肿性红斑，表面橘皮状

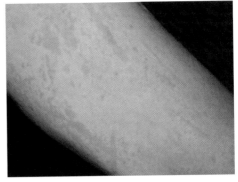

图 5.4　**慢性荨麻疹**　男性，57 岁，病史后 6 月，可见搔抓后条带状皮疹

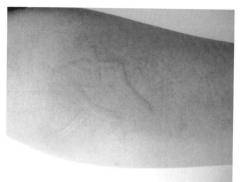

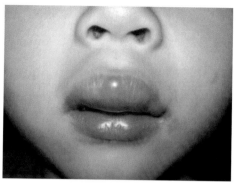

图 5.5　诱导性荨麻疹　划痕症阳性

图 5.6　血管性水肿　女童，数小时内发生，上唇肿胀

第二节　湿　疹

　　湿疹为临床常见的多种内、外因素引起的皮肤炎症反应。急性湿疹皮疹表现为多形性，可为红斑、丘疹或丘疱疹，多有渗出；亚急性湿疹渗出减轻，可有鳞屑及轻度浸润；慢性湿疹表现为暗红斑、抓痕及鳞屑，可有苔藓样改变。治疗原则：①避免可疑致病因素及过度清洁；②急性期渗出可采用生理盐水或呋喃西林湿敷，渗出减少及亚急性期外用糖皮质激素乳剂、霜剂或钙调磷酸酶抑制剂，慢性期可使用软膏或硬膏；③外用药控制瘙痒欠佳时可系统口服抗组胺药等。

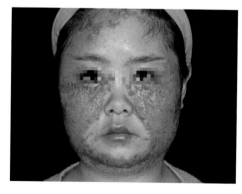

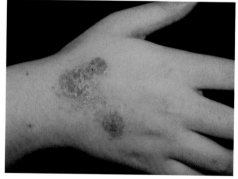

图 5.7　急性湿疹　女性，19岁，额部、双颊部红斑，额部丘疱疹，双颊部对称性淡黄色浆液性痂皮形成，有渗出

图 5.8　亚急性湿疹　女性，26岁，右手背两处红色斑片、丘疹，下方皮损少量渗出

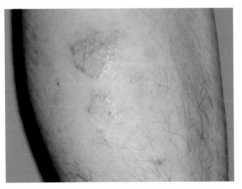

图 5.9 **亚急性湿疹** 男性，20 岁，左小腿淡红色斑片、丘疱疹，少量渗出

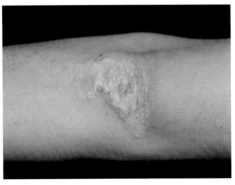

图 5.10 **慢性湿疹** 男性，34 岁，左肘部淡红色斑块，上覆鳞屑，苔藓样变

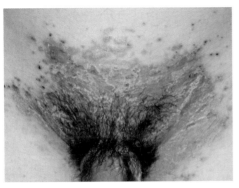

图 5.11 **阴囊湿疹** 男性，18 岁，阴阜、腹股沟及外生殖器红斑、丘疹、痂皮，腹股沟苔藓样变

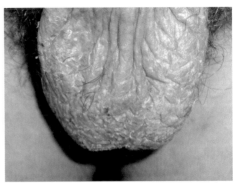

图 5.12 **阴囊湿疹** 男性，35 岁，阴囊红斑、鳞屑，苔藓样变

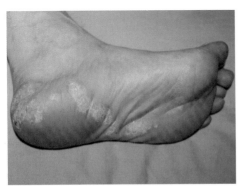

图 5.13 **角化性湿疹** 女性，45 岁，足底角化性斑片，未见明显皲裂

第三节　特应性皮炎

特应性皮炎是一种慢性、复发性、瘙痒性炎症性皮肤病，多与遗传过敏体质有关。根据发病年龄不同通常分为婴儿期（2岁以内）、儿童期（2~12岁）、青少年与成人期（12~60岁）及老年期（大于60岁）。基本临床特征是明显的瘙痒、皮肤干燥和湿疹样皮损，其中婴儿期皮损以双颊部、额部、头皮及四肢伸侧的急性湿疹为主要表现；儿童期以面颈部、肘窝、腘窝和小腿伸侧的亚急性和慢性湿疹为主要表现；青少年、成人期与儿童期皮损类似，还可见躯干、四肢等部位肥厚性皮损；老年期皮损通常泛发或出现红皮病。

治疗与管理：①告知患者本病是慢性复发性疾病，需长期治疗和随访，根据病情变化随时调整治疗方案；②阶梯治疗方案。基础治疗，寻找并回避可能的诱发因素，加强保湿剂的使用。轻度患者外用糖皮质激素或钙调磷酸酶抑制剂，必要时口服抗组胺药及对症抗感染治疗。中度患者在外用糖皮质激素或钙调磷酸酶抑制剂的情况下，必要时湿敷控制急性期皮损，同时可选用 NB-UVB 或 UVA1 紫外线光疗。重度患者需系统使用如环孢素、甲氨蝶呤等免疫抑制剂或针对 IL-4、IL-13 的生物制剂，短期应用糖皮质激素、紫外线光疗等。

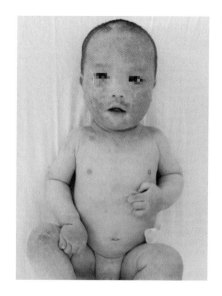

图5.14　**特应性皮炎婴儿期**　男性，4月龄，面颈部、头皮及四肢关节伸侧红斑、鳞屑、渗出

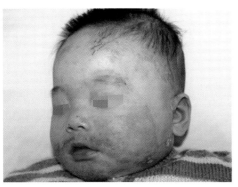

图5.15 特应性皮炎婴儿期 男性，5月龄，面部多发淡红斑，局部境界不清楚，口周少许渗出

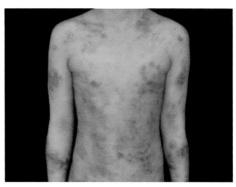

图5.16 特应性皮炎儿童期 女性，9岁，躯干、四肢暗红斑，形态不规则，无明显渗出

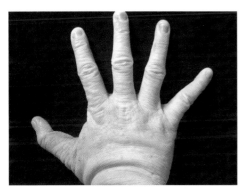

图5.17 特应性皮炎青少年期 男性，16岁，手部淡红色丘疹、斑块，显著苔藓样变

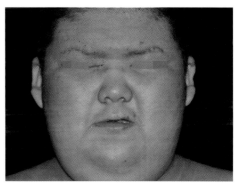

图5.18 特应性皮炎青少年期 男性，14岁，额部、眶周及口周红斑、轻微苔藓样改变、点状血痂

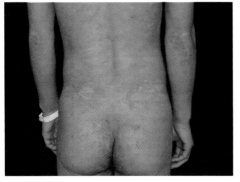

图5.19 特应性皮炎成人期 男性，23岁，四肢、躯干皮肤干燥，肘部、腰部及骶尾部见苔藓样皮损

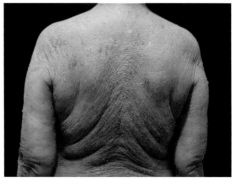

图5.20 特应性皮炎老年期 女性，70岁，四肢、躯干皮肤干燥、粗糙，红皮病样改变

第四节　接触性皮炎

接触性皮炎为皮肤或黏膜接触外源性致敏物质后，在接触部位发生的免疫炎症反应，一般有明确的接触史和特定的发病部位。急性期的典型皮损为境界较清的红斑，形态常与接触物有关，严重时出现水疱和大疱；亚急性期和慢性期皮损表现为轻度的红斑、丘疹，皮损的境界可不清楚。

治疗原则：①尽快脱离可疑接触物，积极对症处理，可做斑贴试验协助明确致敏原；②系统用药，根据病情口服抗组胺药或糖皮质激素；③外用药物，急性期渗出时生理盐水或呋喃西林湿敷；亚急性期渗出减少时外用糖皮质激素糊剂，无渗出时使用霜剂；合并感染时应联合外用夫西地酸或莫匹罗星等抗生素。

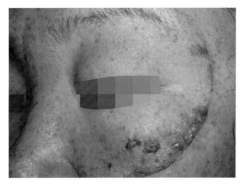 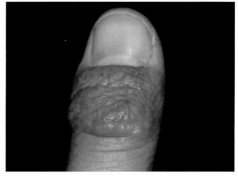

图5.21　**接触性皮炎**　女性，42岁，外用眼膜后水肿性红斑，边缘浆液痂

图5.22　**接触性皮炎**　男性，33岁，外用创可贴后局部红肿、形成假性水疱

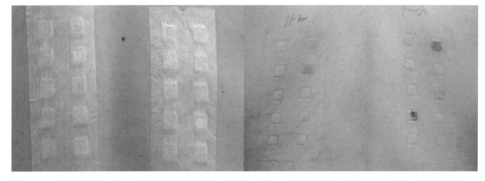

图5.23　**斑贴试验**　将可疑致敏物质贴敷于背部皮肤，其上盖以小纱布或玻璃纸，胶布固定，48~72小时后观察反应

第五节 药　疹

　　药疹为药物通过注射、内服、吸入等各种途径进入人体后引起的皮肤及黏膜炎症反应。临床常见的类型有固定型药疹、荨麻疹型药疹、发疹型药疹、多形红斑型药疹、重症多形红斑型药疹、剥脱性皮炎型药疹、大疱性表皮松解坏死型药疹及药物超敏反应综合征。

　　治疗原则：①尽快排查并停用致敏药物，多饮水加速药物排出；②轻症者口服抗组胺药，外用糖皮质激素；③重症者尽早、足量、短期系统使用糖皮质激素，如甲泼尼龙静脉注射；必要时配合血浆输注、TNF-α 生物制剂等；④重症者监测生命体征，预防继发感染及水电解质紊乱。

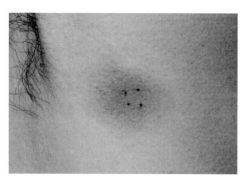

图 5.24　固定型药疹　男性，46 岁，病程 5 月，每于口服"四环素"后加重，左腋下圆形褐色斑片，境界清楚

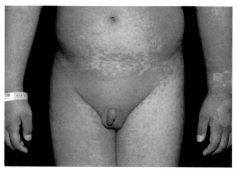

图 5.25　发疹型药疹　男性，11 岁，躯干、四肢红斑，部分融合成片，类似猩红热或麻疹样

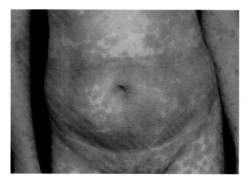

图 5.26　多形红斑型药疹　女性，50 岁，躯干、四肢靶形红斑，中央丘疱疹，部分融合成片

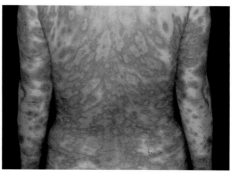

5.27　重症多形红斑型药疹　女性，26 岁，躯干、四肢弥漫多发环形、靶形红斑，上肢形成水疱，局部表皮糜烂

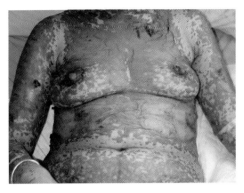

图 5.28　大疱性表皮松解坏死型药疹　女性，35 岁，头面部、躯干、四肢红斑，表皮坏死剥脱，伴明显渗出

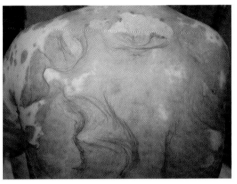

图 5.29　大疱性表皮松解坏死型药疹　女性，60 岁，背部大片表皮坏死剥脱，基底潮红

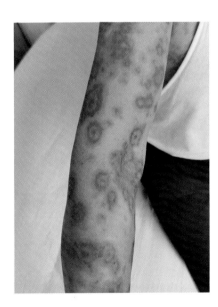

图 5.30　多型红斑型药疹　男性，56 岁，右上肢靶型红斑

（宋　璞）

第六章

附属器疾病

本章介绍皮肤附属器疾病，包括痤疮、脂溢性皮炎、雄激素性脱发及斑秃。

第一节　痤　疮

痤疮是毛囊皮脂腺单位的慢性炎症性皮肤病，各年龄段均可发生，好发于青少年，临床表现为粉刺、丘疹、脓疱、结节、囊肿，发病部位主要为面部及上胸背部。临床上根据皮损性质和严重程度将痤疮分为，1级（轻度）：仅有粉刺；2级（中度）：有炎性丘疹；3级（中度）：出现脓疱；4级（重度）：结节、囊肿。

治疗原则：轻度及轻中度痤疮以外用药物为主，中重度及重度在系统治疗同时辅以外用药物治疗。①外用药物治疗。维A酸类药物可作为轻度痤疮的单独一线用药、中度痤疮的联合用药及痤疮维持治疗的首选，阿达帕林具有更好的耐受性，通常作为一线选择。过氧苯甲酰可作为炎性痤疮的首选外用抗菌药物，可联合外用抗生素或维A酸类药物，也可单独使用。克林霉素、红霉素等抗生素适用于丘疹、脓疱等浅表性炎性痤疮。②系统药物治疗。维A酸类主要包括口服异维A酸和维胺酯，是重度痤疮的一线治疗药物，其他治疗方法效果不好的中度或中重度痤疮的替代治疗、痤疮严重伴皮脂溢出、痤疮变异型如暴发性痤疮或聚合性痤疮控制炎症反应后的序贯治疗。多西环素、米诺环素等抗生素作为中重度痤疮首选及中度痤疮外用治疗效果不佳的备选方法、痤疮变异型如暴发性痤疮或聚合性痤疮的早期治疗。雌激素和孕激素等抗雄激素治疗适用于伴有高雄激素的痤疮、经期明显加重的痤疮。③物理化学治疗包括光动力、红蓝光、激光、光子治疗、化学剥脱治疗等，可作为辅助或替代治疗及后遗症处理。

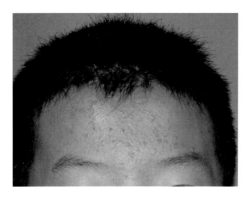

图 6.1　轻度痤疮　男性，12 岁，额部密集皮色及淡红色丘疹，不融合

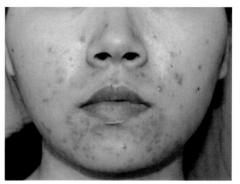

图 6.2　中度痤疮　女性，20 岁，面颊、下颏散在暗红色丘疹、脓疱，可见褐色色素沉着

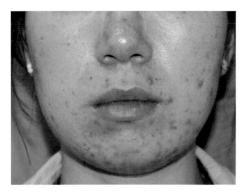

图 6.3　中度痤疮　女性，23 岁，下面部散在暗红色半球形丘疹，鼻部淡红斑，毛孔较粗大

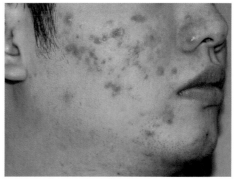

图 6.4　中度痤疮　男性，22 岁，右面部及鼻部红色丘疹、脓疱

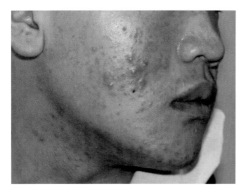

图 6.5　中度痤疮　男性，19 岁，下面部及颈部多发红色丘疹，少许脓疱

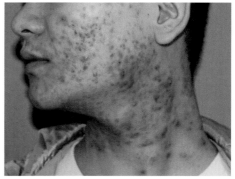

图 6.6　重度痤疮　男性，23 岁，面颈部多发红色丘疹、结节、囊肿，少许脓疱，伴瘢痕形成及色素沉着

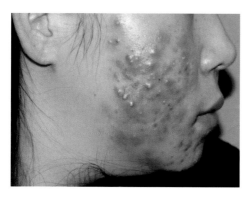

图6.7　重度痤疮　女性，24岁，面部多发丘疹、
脓疱、结节、囊肿，面颊及下颌较重

第二节　脂溢性皮炎

脂溢性皮炎为反复发作的慢性炎症性皮肤病，好发于皮脂丰富的区域，包括头皮、前额、眉毛区、眼睑、耳、面颊、胸骨前区和肩胛区等。临床主要表现为境界不清的红斑及脱屑，可伴不同程度瘙痒。本病好发于婴儿及成人，男性多于女性。

治疗原则：①局部用药为主。抗真菌药物通常作为一线用药，常用酮康唑、咪康唑等。糖皮质激素可短期控制炎症，但不建议长期使用。钙调磷酸酶抑制剂，如他克莫司、吡美莫司。外用含二硫化硒、过氧化苯甲酰或煤焦油的洗剂。②严重的顽固的患者可系统用药。抗真菌药物，如伊曲康唑、特比奈芬等。异维A酸可减少皮脂分泌。

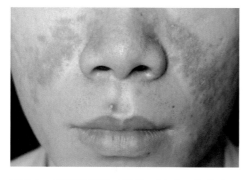

图6.8　脂溢性皮炎　男性，21岁，鼻翼及双颊部对称性红斑，上见油腻性鳞屑

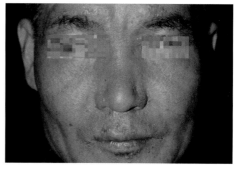

6.9　脂溢性皮炎　男性，45岁，面部轻度潮红，眉区、鼻背、口周境界不清的红斑，上覆油腻鳞屑，局部轻度糜烂

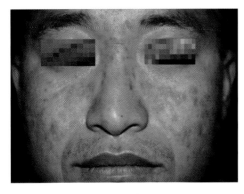

图6.10 脂溢性皮炎 男性，30岁，鼻根、双颊、口周对称性红斑、丘疹，油腻性鳞屑，境界不清

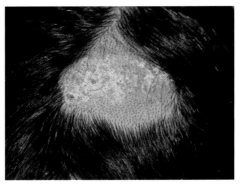

图6.11 脂溢性皮炎 女性，20岁，头顶片状淡红斑，境界不清，厚层白色鳞屑

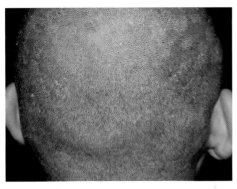

图6.12 脂溢性皮炎 男性，23岁，头皮多发淡红斑，部分融合，表面白色鳞屑

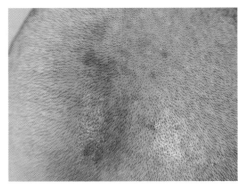

图6.13 脂溢性皮炎 男性，26岁，右顶部头皮片状红斑，境界不清，少量细碎鳞屑

第三节 雄激素性脱发

雄激素性脱发是最常见的脱发类型，主要表现毛发变细、密度减低和脱发，甚至出现秃头，常伴头皮油脂分泌增多。本病开始于青春期或青春后期，男女均可患病，男性多表现为前额、双侧鬓角发际线后移，或顶部出现进行性脱发，女性则多表现为头顶部及发际缘之间头发的弥漫稀疏、纤细。BASP分型法可判断脱发严重程度，根据发际线的形态、额部与顶部头发的密度进行分级，包括4种基本型（L、M、C、U，代表前发际的基本形状）和2种特殊型（F、V，

代表特定区域头发密度）。也可采用 Norwood/Hamilton 分型，分为 7 个等级。

治疗原则是延缓脱发进展，需要早期和长期治疗。①外用药：米诺地尔，男性推荐使用 5%，女性推荐使用 2%，最初 1~2 个月可能会出现毛发脱落增加，之后改善；②系统用药：男性患者口服非那雄胺，推荐剂量每天 1mg，一般 3 个月脱发减少，6 个月观察治疗效果，治疗 12 个月后效果不佳建议停药；女性患者可口服螺内酯，每天 40~200mg，至少用药 1 年才会有效；③毛发移植，将非脱发区毛发移植至脱发区，常取枕部毛发，移植后仍应联合应用防脱发药物。

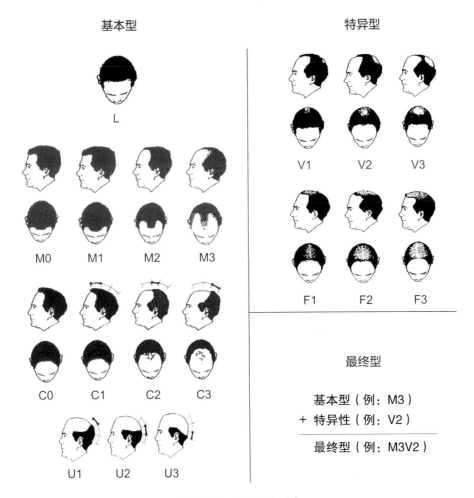

图 6.14 BASP 分型法

引自：Lee WS, Ro BI, Hong SP, *et al*. A new classification of pattern hair loss that is universal for men and women: basic and specific (BASP) classification. J Am Acad Dermatol, 2007, 57(1): 37-46.

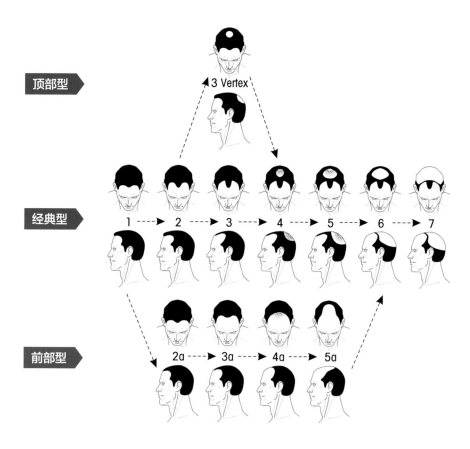

图 6.15　Norwood/Hamilton 分型法

引自：https://idealofmed.com/hair-loss-patterns/

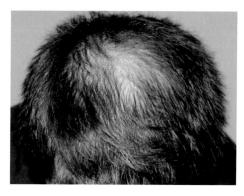

图 6.16　雄激素性脱发　男性，34 岁，头顶部毛发减少，毛发细软

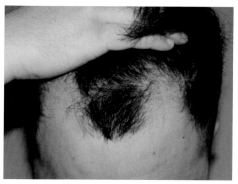

图 6.17　雄激素性脱发　男性，21 岁，发际线后移，呈 M 型

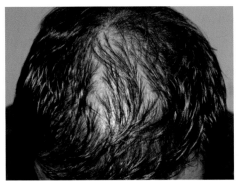

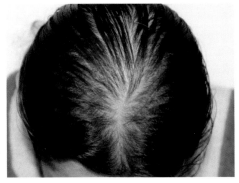

图 6.18　**雄激素性脱发**　男性，49 岁，头皮油脂分泌旺盛，毛发细软、稀疏，额顶部毛发明显减少

图 6.19　**雄激素性脱发**　女性，35 岁，头皮油脂分泌旺盛，头顶弥漫性毛发减少，发缝增宽

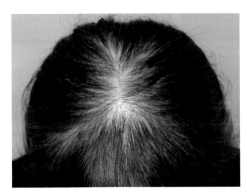

图 6.20　**雄激素性脱发**　女性，45 岁，头顶弥漫性毛发减少，发缝显著增宽

第四节　斑　　秃

　　斑秃为最常见的慢性炎症性非瘢痕性脱发。主要表现为头皮突然发生的圆形或类圆形的斑片状脱发，境界清楚，皮肤镜可见脱发区域的感叹号样发、猪尾状发、黑点征、断发、锥形发、毛干粗细不均，主要见于头发，也可累及眉毛、胡须、睫毛、阴毛、腋毛、体毛，轻者可以自愈，少数患者甚至全身毛发脱落，称为普秃。

　　治疗原则：斑秃具有自限性，单发型或脱发斑数量少、面积小的可随访观察或仅使用外用药。对于进展快、面积大的患者推荐早期积极治疗。①避免过度精神紧张、缓解精神压力,保持充足的睡眠及健康的生活方式;②外用药:外用糖皮质激素适用于轻中度斑秃,常用药物包括卤米松、糠酸莫米松等超强效、强效激素;面积小,稳定期的成人患者可以皮损内注射曲安奈德或复方倍他米松注射液;外用米诺地尔适用于稳定期或面积小的斑秃,常和其他治疗联合;③系统治疗:急性进展期的中重度斑秃需要口服糖皮质激素,一般为中小剂量即可,通常1~2个月起效;病情较重、糖皮质激素无效或不宜使用糖皮质激素的患者酌情使用免疫抑制剂。

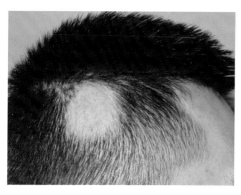

图6.21 斑秃 男性,32岁,右侧颞部头皮类圆形脱发区,界清,中央少量新生毳毛

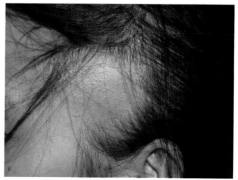

图6.22 斑秃 女性,37岁,左颞部头皮斑片状脱发区,境界清楚,中央点状断发,局部质地正常

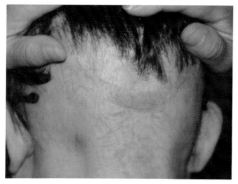

图6.23 斑秃 男性,25岁,枕部大片状不规则脱发区,皮疹中央可见少许残余细软毛发

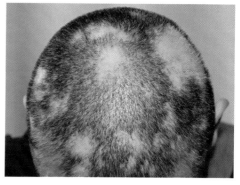

图6.24 斑秃 男性,52岁,头皮多发形状不规则脱发区,部分中央见白色毛发

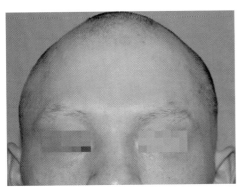 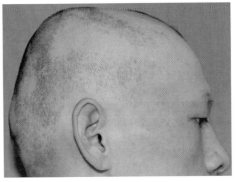

图 6.25　斑秃　男性，26 岁，头发、眉毛、胡须大面积片状脱落（正面）

图 6.26　斑秃　左图同一位患者侧面观

（刘明明）

第七章

神经精神类皮肤病

本章介绍与神经功能障碍相关的皮肤病，包括神经性皮炎和人工皮炎。

第一节 神经性皮炎

神经性皮炎是一种与神经功能障碍有关的常见慢性炎症性皮肤病。病因不清，过度疲劳、精神紧张、忧郁、焦虑以及日晒、多汗、饮酒或局部受毛织品、化纤织物等刺激均可成为致病诱因。本病以阵发性瘙痒伴皮肤苔藓样变为特征，主要发生于 20~40 岁青年。根据受累范围分为局限性及播散性。局限性神经性皮炎好发于颈部、项部两侧、上睑、肘部、骶尾、外阴等部位；播散性神经性皮炎皮损基本表现与前者相似，分布范围广泛而弥散。

治疗原则：①避免诱因，缓解精神压力；②外用药可选择糖皮质激素或钙调磷酸酶抑制剂；③瘙痒严重患者可口服二代抗组胺药物，有明确焦虑抑郁症状的患者口服抗焦虑、抗抑郁、镇静药物；④过度肥厚、顽固皮损采用冷冻或局部皮损注射激素。

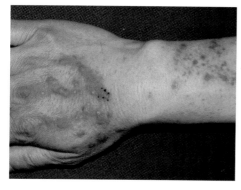

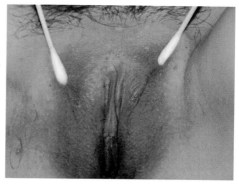

图 7.1 神经性皮炎 男性，56 岁，右前臂及右手背粗糙丘疹，褐色，融合成斑块

图 7.2 神经性皮炎 女性，24 岁，病程 2 年，外阴色素减退斑，局部粗糙增厚

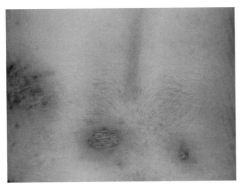

图 7.3　神经性皮炎　男性，25 岁，腰部丘疹、斑块，表面苔藓样变

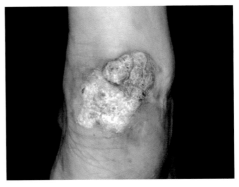

图 7.4　神经性皮炎　女性，28 岁，病程 10 余年，跟腱处暗红斑快，表面显著角化增生

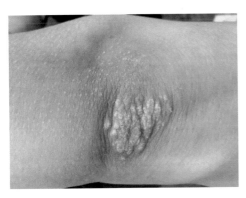

图 7.5　神经性皮炎　男性，肘关节伸侧群集暗红色丘疹、斑块，表面肥厚、苔藓化，上覆白色鳞屑

第二节　人 工 皮 炎

　　人工皮炎为患者因化学、物理、机械等手段人为造成皮肤伤害，归属于神经精神性皮肤病。部分患者有反复发生的病史或精神病家族史。人为损害的皮疹局部可发生红斑、水疱、坏死和溃疡等各种损害，也可出现于刺伤和割伤后所形成的创面。人工皮炎需要精神病学、临床治疗和家庭护理的综合治疗才能愈合。治疗原则以止痒及局部抗感染等对症处理为主。

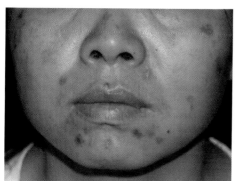

图 7.6　人工皮炎　女性，35 岁，既往诊断"抑郁状态"，面部散在暗红褐色斑，局部糜烂，形成瘢痕

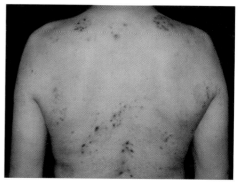

图 7.7　人工皮炎　男性，62 岁，背部片状分布暗红斑、丘疹，可见抓痕

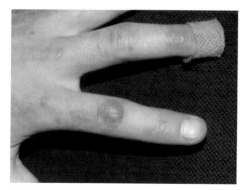

图 7.8　人工皮炎　男性，23 岁，病程 3 月余，日常有反复抠抓刺激，关节伸侧形成肥厚性斑块

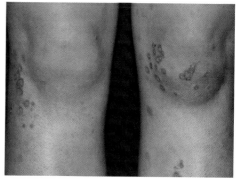

图 7.9　人工皮炎　女性，36 岁，双膝关节伸侧及胫前暗红斑，中央形成浅表溃疡，无明显渗出

（刘荣荣）

色素障碍性皮肤病

本章介绍常见的获得性色素减退性和色素增加性皮肤病，代表疾病为白癜风、黄褐斑。

第一节 白 癜 风

白癜风病因不完全清楚，任何年龄均可发病，儿童及青少年好发，无性别差异，部分患者春末夏初加重。好发于暴露及摩擦部位，无自觉症状。典型皮损为色素减退或色素脱失斑，境界清楚，表面光滑，局部毛发可变白。白癜风临床上分为节段型、寻常型、混合型及未定类型；病期分为进展期、稳定期。

治疗原则：①外用药物包括糖皮质激素、钙调磷酸酶抑制剂（特殊部位，如眶周、外生殖器）；②光疗包括窄谱中波紫外线（NB-UVB）、308准分子激光；③进展迅速的患者可以系统应用糖皮质激素；④自体表皮移植适用于稳定期患者；⑤暴露部位可采用遮盖疗法。

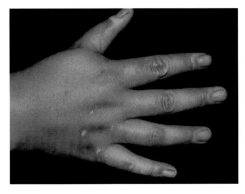

图 8.1 白癜风 男性，29岁，手背散在白斑，境界清楚，表面光滑

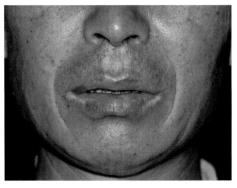

图 8.2 白癜风 男性，57岁，唇部上方及唇红处不规则白斑，境界清楚

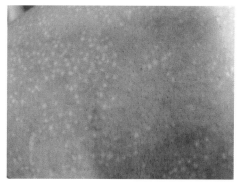 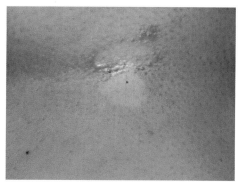

图 8.3　白癜风　女性，27 岁，肩背部多发白色斑点，可见同形反应

图 8.4　白癜风　女性，43 岁，左侧乳房下白斑，局部皮肤质地正常

第二节　黄　褐　斑

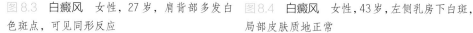

黄褐斑为面部获得性色素增加性皮肤病，发病机制不清，其中遗传易感性、紫外线照射、性激素水平变化是三大重要发病因素。典型改变为面部对称性淡褐色至深褐色、界限清楚的斑片，无炎症表现及鳞屑，无明显自觉症状，一般女性多发，且夏重冬轻。

治疗原则：目前黄褐斑缺乏特别有效的治疗方案，应注意避免诱发加重因素，强调防晒，治疗可能诱发或加重黄褐斑的内脏疾病。①外用药：氢醌及其糖苷衍生物（熊果苷和脱氧熊果苷）、壬二酸乳膏、左旋维生素 C、氨甲环酸外用制剂；②系统用药：氨甲环酸、维生素 C、维生素 E、谷胱甘肽等；③果酸化学剥脱术；④激光（调 Q 和点阵激光）和强脉冲光（IPL）治疗。

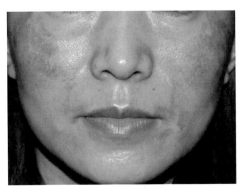

图 8.5　**黄褐斑**　两侧颧部对称分布黄褐色斑片

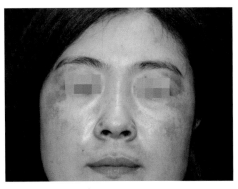

图 8.6　**黄褐斑**　鼻部、颞部、颊部对称性褐色斑片

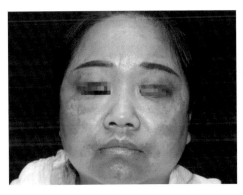

图 8.7　**黄褐斑**　颊下部、口周为主融合性褐色斑片

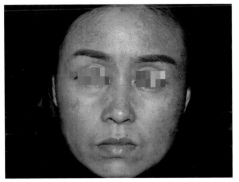

图 8.8　**黄褐斑**　额部、面颊泛发黄褐色斑，境界不清

（刘荣荣）

红斑鳞屑性皮肤病

本章介绍以红斑鳞屑为主要表现的皮肤病，包括银屑病和玫瑰糠疹。

第一节　银　屑　病

银屑病是皮肤科常见的遗传因素及环境因素共同作用的慢性炎症性皮肤病，反复发作，迁延不愈，冬季好发，夏季缓解。常见的诱因包括感染、外伤、应激、精神及神经紧张等。临床分为寻常型银屑病、关节病型银屑病、脓疱型银屑病及红皮病型银屑病。寻常型银屑病是银屑病最常见的类型，占90%以上。好发部位为：头皮、躯干（背部）、四肢伸侧。生殖器部位、四肢屈侧受累称为反向型银屑病。典型皮疹为：境界清楚的丘疹或者红色斑块，表面附着程度不等的鳞屑，奥氏征阳性，可出现同形反应。

治疗原则：依据分型分期，进行规范及序贯治疗，中重度患者可积极系统治疗。①外用药物：激素、维生素D衍生物、钙调磷酸酶抑制剂、保湿霜等；②物理治疗：窄谱中波紫外线光疗；③药浴：中药药物、温泉浴等；④口服药物：阿维A、环孢素、甲氨蝶呤、中药以及中成药等；⑤生物治疗：益赛普、英夫利西单抗、阿达木单抗、乌司奴单抗、司库其尤单抗等。关节病型银屑病为典型银屑病皮疹合并关节痛、关节畸形。皮疹和关节症状可以先后出现，最常见为先出皮疹，后出现关节症状；少部分患者先出现关节症状，再出现皮损。此外，最常见累及末端指关节，也可以累及四肢大关节以及中轴脊柱关节。关节超声对诊断具有价值，表现为关节滑膜增厚，血流丰富，可出现关节积液。中轴关节的影像学表现和强直性脊柱炎相似。可出现类风湿因子或 HLA-B$_{27}$ 阳性。脓疱型银屑病可分为泛发性和局限性。泛发性脓疱性银屑病典型皮损为红斑基础上的小脓疱，脓疱直径一般为 1~3mm，急性期可伴有发热及中性粒细胞升高，脓疱成批出现，严重者可出现低蛋白血症及水电解质失衡。掌跖脓疱病的典型皮损为双手掌或（和）双足底红斑基础上脓疱，脓疱大小不等，干涸后可形成黄色痂皮，最常累及大小鱼际。连续性肢端性皮炎典型皮损为手足指（趾）端红斑基础上脓疱或者脱屑，皮疹常从远端向近端发展，可单个指（趾）受累，也可累及多个指（趾）。红皮病型银屑病常因为寻常型银屑病滥治导致，起病急，皮疹面积常累及全身 90% 以上皮肤。典型皮疹为弥漫性红斑、脱屑，可伴有发热等不适。关节病型、脓疱型及红皮病型银屑病皮疹及系统症状较重，多需应用免疫抑制剂或生物制剂治疗，并监控生命体征，建议住院系统正规治疗。

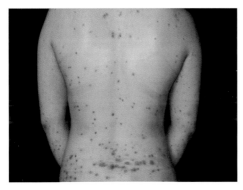

图 9.1　点滴型银屑病　女性，19 岁，躯干散在红色丘疹，表面鳞屑，境界清楚

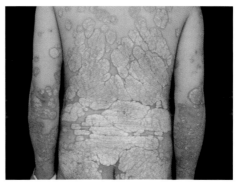

图 9.2　寻常型银屑病　男性，28 岁，躯干、上肢伸侧弥漫斑块，边界清楚，表面覆白色鳞屑

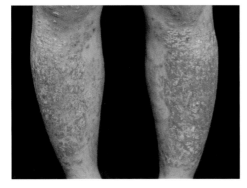

图 9.3　寻常型银屑病　男性，34 岁，双下肢胫前弥漫红色斑块，边界清楚，散在丘疹，表面覆白色鳞屑

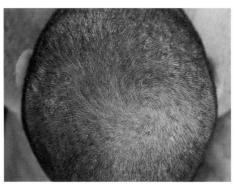

图 9.4　寻常型银屑病　男性，26 岁，头皮大片红斑，边界清楚，表面细碎鳞屑

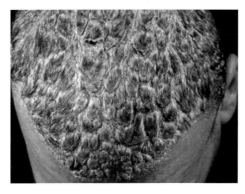

图 9.5　寻常型银屑病　男性，45 岁，头皮大片弥漫性红斑，边界清楚，表面覆厚层白色鳞屑，束状发

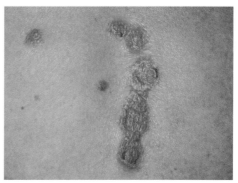

图 9.6　寻常型银屑病　男性，24 岁，前胸部线状分布红色斑块，边界清楚（同形反应）

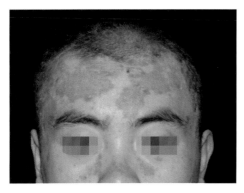

图 9.7　寻常型银屑病　男性，27 岁，面部散在红色丘疹、斑块，额部及发际线为著，边界清楚，表面少许鳞屑

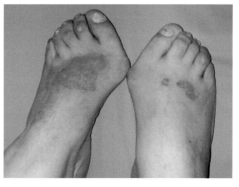

图 9.8　关节病型银屑病　女性，48 岁，双足多个趾间关节疼痛、畸形、肿胀，双足多个甲毁损、增厚、变型，双足背对称性红斑、鳞屑

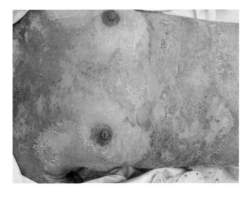

图 9.9　急性泛发性脓疱型银屑病　女性，21 岁，全身弥漫红斑，表面针尖大小脓疱，部分融合成脓湖，部分脓疱消退形成黄色脱屑，伴发热

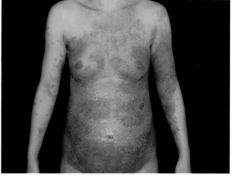

图 9.10　妊娠脓疱型银屑病　女性，28 岁，孕 5 月余，全身弥漫红斑，表面针尖大小脓疱，部分融合成脓湖，部分脓疱消退形成黄色痂皮，伴发热

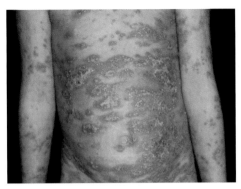

图 9.11　儿童脓疱型银屑病　男性，6 岁，全身散在红斑，表面针尖大小脓疱，部分脓疱消退形成黄色痂皮，伴发热

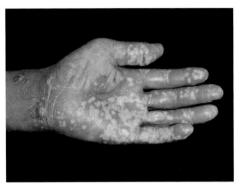

图 9.12　掌跖脓疱病　男性，52 岁，双手掌弥漫性红斑，表面脓疱，以小鱼际为著

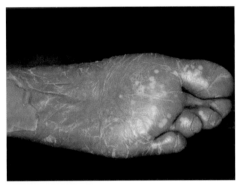

图 9.13　掌跖脓疱病　男性，52 岁，足底大片红斑，表面脓疱，边界清楚

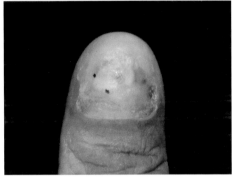

图 9.14　连续性肢端性皮炎　男性，51 岁，拇指脓疱，甲板破坏，甲床瘢痕形成

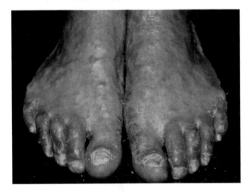

图 9.15　关节病型银屑病合并甲受累　男性，35 岁，双足多个趾间关节痛、肿胀、畸形，皮肤红斑，表面覆鳞屑，双足十甲变型、增厚、变脆

第二节 玫瑰糠疹

　　玫瑰糠疹是较常见的红斑丘疹鳞屑性炎症性皮肤病。病因不明，有感染、药物因素、自身免疫、遗传性过敏等各种学说，其中以病毒感染可能性最大。典型的皮疹为黄色或淡红色丘疹、斑块，边缘常有糠状鳞屑，皮损长轴与皮纹平行。初发皮疹直径偏大，称为母斑，继发斑较小，形态与母斑相同。皮疹最易累及躯干及四肢近端。该病具有自限性，病程一般数月。

　　治疗原则：①外用药物包括激素、钙调磷酸酶抑制剂；②窄谱中波紫外线光疗；③皮疹顽固或伴明显瘙痒时可口服复方甘草酸苷、抗组胺药。

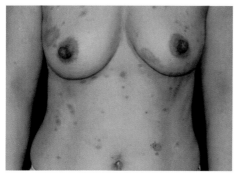

图 9.16 玫瑰糠疹 女性，36 岁，胸腹部散在圆形、椭圆形斑块，大小不等，皮损长轴与皮纹平行，周缘覆糠状鳞屑

图 9.17 玫瑰糠疹 女性，31 岁，躯干散在丘疹、暗红斑，部分椭圆形，长轴与皮纹平行

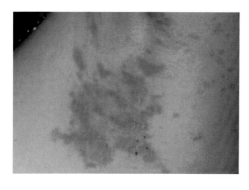

图 9.18 玫瑰糠疹 女性，32 岁，腋下暗红斑、丘疹，境界清楚，表面覆白色鳞屑

（李　冰）

第十章

其他常见皮肤病

本章介绍其他常见的皮肤病，包括毛周角化病、色素痣、汗管瘤和脂肪瘤。

第一节 毛周角化病

毛周角化病是一种毛囊性角化性皮肤病，为常染色体显性遗传，多见于青春发育期的人群。多发生于双上臂或大腿伸侧，也可发生于臀部、肩胛、面部等。典型皮损多为对称性分布的毛囊角化性丘疹，针尖至粟粒大小，呈正常肤色或淡红色，密集成片，触之粗糙，顶部有灰色角质栓塞，有时毳毛在中心穿出或蜷曲在内，剥除角质栓可见微小的杯状凹陷。炎症程度不一，出现红斑者易导致炎症后色素沉着。皮损常冬重夏轻，患者皮肤常干燥，冬季常伴有皮肤瘙痒症。

治疗原则：外涂 3%~5% 水杨酸软膏、10% 尿素霜或 0.05%~0.1% 维生素A 酸软膏可减轻症状，严重者可口服维生素 A 或维生素 E 进行治疗。

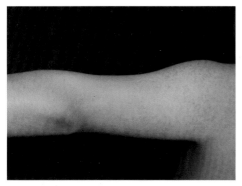

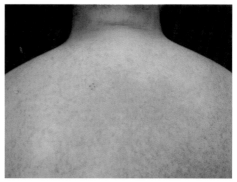

图 10.1 **毛周角化病** 男性，20 岁，左上臂伸侧可见成片状分布的淡红色角化性丘疹，部分融合，部分顶部可见灰色角质栓塞

图 10.2 **毛周角化病** 男性，41 岁，背部可见成片状分布的淡红色毛囊角化性小丘疹，对称分布，部分融合

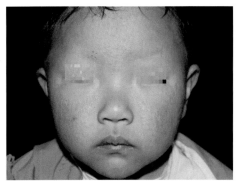 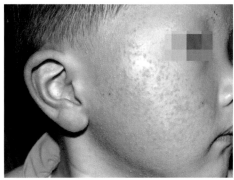

图 10.3　萎缩性毛周角化病　女性，4 岁，双 图 10.4　左侧同一位患者侧面观
侧眉区、面颊弥漫密集小丘疹，毛囊为中心，
皮色或淡红色，眉毛缺失

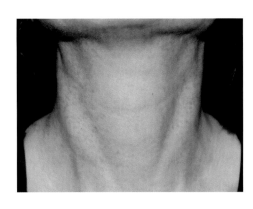

图 10.5　毛周角化病　女性，13 岁，颈部可
见多发淡褐色毛囊性角化性丘疹，呈对称分布，
边界较清楚，部分融合

第二节　色　素　痣

　　色素痣为来源于表皮黑素细胞的良性皮肤肿瘤，可发生于身体任何部位的皮肤和黏膜。典型皮损为扁平或者略微隆起的斑疹或者丘疹，也可为乳头瘤状、疣状、结节或有蒂的损害，表面光滑，可有或无毛发。因色素含量不同，色素痣皮损可为棕色、褐色、蓝黑色或者黑色，无色素皮损多成皮色。

　　治疗原则：一般无须治疗，发生在掌跖、腰部、腋窝、腹股沟和肩部等易摩擦部位或受伤部位考虑手术切除。有恶变倾向者应该及早切除，做组织病理检查。

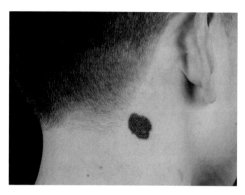

图 10.6 色素痣 男性，17岁，右项部黑色类圆形斑块，边界清楚，表面颗粒状，色素分布均匀，其上未见毛发，无破溃糜烂

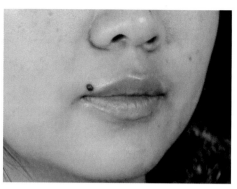

图 10.7 色素痣 女性，20岁，右嘴角上方黑色丘疹，直径约 5mm，边界清楚，色素分布均匀

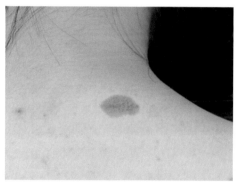

图 10.8 色素痣 女性，16岁，右侧背部浅褐色斑片，直径约 1.2cm，边界清楚，色素分布较为均匀，其上散在黑褐色斑点

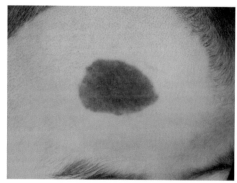

图 10.9 色素痣 男性，5岁，右侧额部黑褐色斑片，约 4cm×3cm，边界较清楚，皮损中央色素略深，未见毛发生长

第三节 汗 管 瘤

　　汗管瘤为小汗腺末端导管分化的一种腺瘤。多累及女性，部分患者有家族史，常对称分布于眼眶周围，亦见于前额、两颊、颈部、腹部和女阴，偶见单侧分布者。典型皮损为呈肤色、淡黄色或褐黄色半球形或者扁平丘疹，直径大小约 1~3mm，密集而不融合。

　　治疗原则：影响美观或伴有瘙痒症状时，可采取激光治疗。

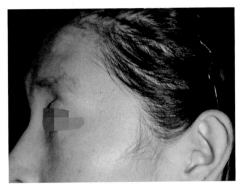

图 10.10　汗管瘤　女性，25 岁，左侧颞部多个淡褐色丘疹，呈半球形，边界清楚，光滑

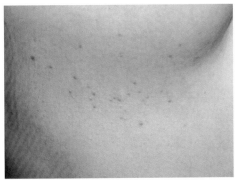

图 10.11　汗管瘤　女性，25 岁，左侧乳房下方多发半球形褐色丘疹，直径 1~3mm，表面光滑

图 10.12　汗管瘤　男性，15 岁，背部泛发丘疹，密集不融合，颜色略深于肤色，直径不超过 3mm

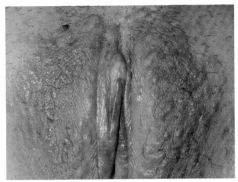

图 10.13　汗管瘤　女性，46 岁，外阴多发暗红色丘疹，呈半球形，对称性分布，部分融合

第四节　脂　肪　瘤

　　脂肪瘤是常见的软组织良性肿瘤，由成熟脂肪细胞构成，可发生于身体任何有脂肪的部位，好发于头、颈、上臂和上胸部的皮下，呈扁球形或者圆球形，分叶状，可以移动，大小不等，一般无自觉症状。

　　治疗原则：直径在 1cm 内的孤立脂肪瘤一般不需处理；较大者可行手术切除，深在的脂肪瘤有时因较难完整切除，可局部复发，但基本不发生恶性变；多发性脂肪瘤治疗可以考虑皮下溶脂或者吸脂的方法进行处理。

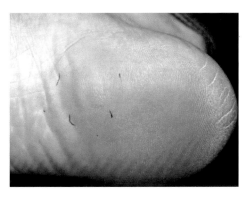

图 10.14 脂肪瘤 男性，34岁，右足底可触及皮下包块，直径约3cm，质软，境界清楚，可移动，表面皮肤未见异常

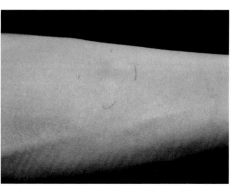

图 10.15 脂肪瘤 男性，52岁，右上臂屈侧局部轻度隆起，其下扪及皮下包块，质地软，可移动

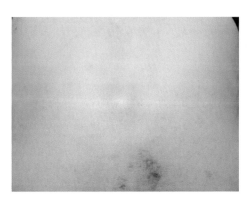

图 10.16 脂肪瘤 男性，35岁，背部中央半球形包块，边界较清，质地软，可活动，无压痛

（郭伟楠）

参考文献

[1] 赵辨. 中国临床皮肤病学 [M]. 2 版. 南京: 江苏凤凰科学技术出版社. 2017.

[2] 林景荣, 邹先彪. 感染性和寄生虫性皮肤病的皮肤镜诊断专家共识 [J]. 中国麻风皮肤病志, 2017, 33(1): 1-7.

[3] 中华医学会皮肤性病学分会, 中国中西医结合学会皮肤性病专业委员会, 中国医师协会皮肤科医师分会. 中国甲真菌病诊治指南 (2021 版)[J]. 中国真菌学杂志, 2022, 17(1): 1-7.

[4] 孙秋宁, 刘洁. 协和皮肤镜图谱 [M]. 北京: 人民卫生出版社, 2015.

[5] 舟玉平, 唐教清, 杨琴, 等. 皮肤镜在真菌病诊断中的应用 [J]. 皮肤科学通报, 2017, 34(5): 503-511.

[6] 宋黎, 唐懿, 刘彦麟, 等. 马拉色菌毛囊炎 47 例皮肤镜特征分析 [J]. 实用皮肤病学杂志, 2021, 14(4): 214-216.

[7] Jakhar D, Kaur I, Chaudhary R. Dermoscopy of pityrosporum folliculitis [J]. J Am Acad Dermatol, 2019, 80(2): e43-e44.

[8] Zhou H, Tang XH, De HJ, et al. Dermoscopy as an ancillary tool for the diagnosis of pityriasis versicolor[J]. J Am Acad Dermatol, 2015, 73(6): 205-206.

[9] Jesú ssilva MA, Fern á ndezmart í nez R, Rold á nmar í n R, et al. Dermoscopic patterns in patients with a clinical diagnosis of onychomycosis-results of a prospective study including data of potassium hydroxide (KOH) and culture examination[J]. Dermatol Pract Concept, 2015, 5(2): 39-44.

[10] 孙瑜, 张峻岭, 刘栋, 等. 47 例扁平疣的皮肤镜特征分析 [J]. 中国中西医结合皮肤性病学杂志, 2018, 17(1): 6-8.

[11] 中国医师协会皮肤科医师分会带状疱疹专家共识工作组. 带状疱疹中国专家共识 [J]. 中华皮肤科杂志, 2018, 51(6): 403-408.

[12] Mahima Agarwal, Niti Khunger, Surbhi Sharma1. A Dermoscopic Study of Cutaneous Warts and Its Utility in Monitoring Real-Time Wart Destruction by

Radiofrequency Ablation[J]. J Cutan Aesthet Surg, 2021, 14(2): 166−171.

[13] Iris Zalaudek, Jason Giacomel, Horacio Cabo, *et al*. Entodermoscopy: a new tool for diagnosing skin infections and infestations[J]. Dermalology, 2008, 216(1): 14−23.

[14] 中华医学会皮肤性病学分会荨麻疹研究中心. 中国荨麻疹诊疗指南 (2018 版)[J]. 中华皮肤科杂志, 2019, 52(1): 1−5.

[15] 中华医学会皮肤性病学分会免疫学组. 中国特应性皮炎诊疗指南 (2020)[J]. 中华皮肤科杂志, 2020, 53(2): 81−88.

[16] 中国痤疮治疗指南专家组. 中国痤疮治疗指南 (2019 修订版)[J]. 临床皮肤科杂志, 2019, 48(9): 583−588.

[17] 中华医学会皮肤性病学分会玫瑰痤疮研究中心, 中国医师协会皮肤科医师分会玫瑰痤疮专业委员会. 中国玫瑰痤疮诊疗指南 (2021 版)[J]. 中华皮肤科杂志, 2021, 54(4): 279−288.

[18] 中华医学会皮肤性病学分会毛发学组. 中国雄激素性秃发诊疗指南 (2014 版)[J]. 临床皮肤科杂志, 2014, 43(3): 182−186.

[19] 中华医学会皮肤性病学分会毛发学组. 中国斑秃诊疗指南 (2019 版)[J]. 临床皮肤科杂志, 2020, 49(2): 69−72.

[20] 中国中西医结合学会皮肤性病专业委员会色素病学组, 中国医师协会皮肤科医师分会色素病工作组. 中国黄褐斑诊疗专家共识 (2021 版)[J]. 中华皮肤科杂志, 2021, 54(2): 110−115.

[21] 中华医学会皮肤性病学分会银屑病专业委员会. 中国银屑病诊疗指南 (2018 完整版)[J]. 中华皮肤科杂志, 2019, 52(10): 667−710.

[22] 高晓敏, 王文霞, 安金刚, 等. 心理护理在泛发性神经性皮炎治疗中的作用 [J]. 中国皮肤性病学杂志, 2009, 23(4): 241−242.

[23] 中国中西医结合学会皮肤性病专业委员会色素病学组. 白癜风诊疗共识 (2021 版)[J]. 中华皮肤科杂志, 2021, 54(2): 105−109.

[24] 刘薇, 刘佳玮, 钱玥彤, 等. 白癜风药物治疗进展 [J]. 中华皮肤科杂志, 2018, 51(11): 849−852.

[25] 朱丽萍, 刘海洋, 庞勤, 等. 联合治疗黄褐斑的研究进展 [J]. 中华皮肤科杂志, 2016, 49(2): 147-150.

[26] Steen CJ, Carbonaro PA, Schwartz RA. Arthropods in dermatology[J]. J Am Acad Dermatol, 2004, 50(6): 819-842.

[27] Singh S, Mann BK. Insect bite reactions[J]. Indian J Dermatol Venereol Leprol, 2013, 79(2): 151-164.

[28] Karthikeyan K, Kumar A. Paederus dermatitis[J]. Indian J Dermatol Venereol Leprol, 2017, 83(4): 424-431.

[29] Semler-Collery A, Hayek G, Ramadier S, et al. A Case of Conjunctival Bee Sting Injury with Review of the Literature on Ocular Bee Stings[J]. Am J Case Rep, 2019, 20: 1284-1289.

[30] Widaty S, Miranda E, Cornain EF, et al. Scabies: update on treatment and efforts for prevention and control in highly endemic settings[J]. J Infect Dev Ctries, 2022, 16(2): 244-251.

[31] Lau J, Haber RM. Familial eruptive syringomas: case report and review of the literature[J]. J Cutan Med Surg, 2013, 17(2): 84-88.

[32] Khin Thway. What's new in adipocytic neoplasia? [J]. Histopathology, 2022, 80(1): 76-97.

[33] Le Nail LR, Crenn V, Rosset P, et al. Management of adipose tumors in the limbs[J]. Orthop Traumatol Surg Res, 2022, 108(1S): 103-162.

[34] Raychaudhuri SK, Maverakis E, Raychaudhuri SP. Diagnosis and classification of psoriasis[J]. Autoimmun Rev, 2014, 13(4-5): 490-495.

[35] Menter A, Gottlieb A, Feldman SR, et al. Guidelines of care for the management of psoriasis and psoriatic arthritis: Section 1. Overview of psoriasis and guidelines of care for the treatment of psoriasis with biologics[J]. J Am Acad Dermatol, 2008, 58(5): 826-850.

[36] Chuh A, Lee A, Zawar V, et al. Pityriasis rosea——an update[J]. Indian J Dermatol Venereol Leprol, 2005, 71(5): 311-315.

[37] Ikeuchi M, Sugimoto K, Iwase A. Plant callus: mechanisms of induction and repression[J]. Plant Cell, 2013, 25(9): 3159−3173.

[38] Han A, Maibach HI. Management of acute sunburn[J]. Am J Clin Dermatol, 2004, 5(1): 39−47.

[39] Stratigos AJ, Antoniou C, Katsambas AD. Polymorphous light eruption[J]. J Eur Acad Dermatol Venereol, 2002, 16(3): 193−206.

皮肤科常见外用药种类及代表药物

种类	作用机理	代表药物
糖皮质激素	抗炎、非特异性免疫抑制、调节代谢	1 级（超强效）：0.05% 卤米松软膏 2 级（强效）：0.1% 糠酸莫米松软膏 3 级（强效）：0.05% 丙酸氟替卡松软膏 4 级（中效）：0.025% 氟轻松软膏 5 级（中效）：0.1% 丁酸氢化可的松乳膏 6 级（弱效）：0.05% 地奈德乳膏 7 级（弱效）：0.5% 醋酸地塞米松乳膏
维 A 酸	影响细胞增殖、分化，改变细胞黏附性，免疫调节	第一代维 A 酸：0.025% 维 A 酸乳膏 第三代维 A 酸：阿达帕林凝胶 第三代维 A 酸：他扎罗汀乳膏
抗生素	抑菌、杀菌	莫匹罗星：常为抑菌剂，高浓度时杀菌 夫西地酸：针对 G⁺ 菌，尤其金黄色葡萄球菌 多粘菌素 B：仅针对 G⁻ 菌，对 G⁺ 菌无效 过氧苯甲酰：释放活性氧从而氧化细菌蛋白 克林霉素：抑制细菌蛋白合成 甲硝唑：DNA 断裂，抗氧化及抗炎
抗真菌药	破坏真菌细胞膜和结构完整	咪唑类：益康唑、酮康唑、咪康唑、奥昔康唑、舍他康唑 丙烯胺类：萘替芬、特比萘芬 吡啶酮类：环吡酮胺
抗病毒药	抑制病毒 DNA 合成	阿昔洛韦乳膏、喷昔洛韦乳膏
免疫调节剂	抗病毒、抗肿瘤和免疫调节；抗炎	咪喹莫特 钙调神经磷酸酶抑制剂：吡美莫司、他克莫司
维生素 D 衍生物	抑制角质细胞增殖及趋化因子生成	卡泊三醇软膏、他卡西醇软膏

皮肤科常见系统用药种类及代表药物

种类	作用机理	代表药物
糖皮质激素	抗炎、非特异性免疫抑制、调节代谢	低效：氢化可的松 中效：泼尼松、甲泼尼龙 高效：地塞米松、倍他米松
抗组胺药	与组胺竞争效应细胞膜上的受体	第一代 H_1 受体拮抗剂：氯苯那敏、苯海拉明 第二代 H_1 受体拮抗剂：氯雷他定、西替利嗪 第三代 H_1 受体拮抗剂：非索非那定、地氯雷他定
维 A 酸	影响细胞增殖、分化，改变细胞黏附性、免疫调节	第一代维 A 酸：异维 A 酸 第二代维 A 酸：阿维 A

附录 3

皮肤科常用辅助检查

1.真菌学检查

（1）皮肤或甲标本采集　75% 酒精清洁皮损处，待酒精干燥后，以无菌手术刀片刮取病灶边缘或新发皮损部位，以不出血为度。也可用透明胶带粘取皮屑直接染色镜检。感染的甲板刮取病甲上层及正常甲与病甲交界处并且贴近甲床部位的甲屑。标本量应尽量多，以提高镜检及培养的阳性率，必要时拔取全甲送检。

（2）直接镜检　根据不同要求选择相应载液，最常用的载液有 10%~15% 复方氢氧化钾液、钙荧光白染色液、生理盐水和棉蓝染色液。将标本置于载玻片上，盖上盖玻片，轻压盖玻片，用吸纸吸取周围溢液，置显微镜下检查。

（3）结果判定　浅部真菌病在显微镜下可见菌丝及孢子，注意镜检阳性表示有真菌存在，有诊断意义，阴性也不能排除真菌感染的可能。

2.伍德灯检查

伍德灯（Wood 灯）是以高压汞作为发射光源，通过含有 9% 镍氧化物的钡硅酸滤片发出 320~400nm 波长的紫外线，这个波段的紫外线光很容易被表皮散射或反射，而表皮和真皮的黑素以及真皮的胶原可以吸收这一光波，并发出特异性的荧光，以蓝白光为主。适用于检查色素性皮肤病（如白癜风、无色素痣、白色糠疹）、皮肤真菌感染、代谢性疾病等。

（1）检查前准备　暗室环境，伍德灯预热 1 分钟，以确保有足够的能量获得稳定的光源功率，从而达到满意的荧光成像效果。

（2）检查流程　去除衣物棉絮、纤维及具有反射、荧光等外来干扰因素，排除外用药物、香料和辅料等残留物对荧光成像、判断的干扰，不需要刻意清洗皮损区，以免影响观察和判断。伍德灯与需要观察的皮损距离约 10 厘米，以皮损在伍德灯下呈现清晰荧光图像为准。注意检查面部时，患者应闭目，避免直视光源。

3. 皮肤镜检查

皮肤镜又称皮肤表面透光显微镜，是一种观察皮肤微细结构和颜色的无创性显微图像分析技术，在皮肤病的诊断、鉴别诊断、临床观察、疗效对比等多方面具有应用价值。当皮肤镜用于毛发检查时亦称为毛发镜。

（1）**检查前准备**　工作台区域分为无菌区（盛放棉签）、清洁区（盛放剪刀等器具）、方盘（盛放 75% 乙醇消毒液）、弯盘（盛放使用后棉签）、无菌罐（盛放开封后的棉签）、免洗手消毒凝胶，并配备生活垃圾桶、医疗垃圾桶等物品。

（2）**检查流程**　患者采取合适体位，一般不需要刻意清洁皮肤，但如有隔离霜、防晒霜、药物等物质遮盖时应尽量清除，以免影响成像。皮肤镜手具镜头用 75% 乙醇消毒液消毒后，采集清晰照片，手具镜头再次消毒（注：眼周皮肤检查时，酒精消毒镜头后需用棉签再次擦拭，以免多余酒精入眼，造成刺激。皮肤镜镜头可采用一次性镜头单人单用或用 PE 手套、保鲜膜、封口胶等包裹镜头，必须一用一消毒，并注意手卫生）。分析皮肤镜照片及临床资料，出具报告。

（刘　玲）